"你的全世界来了"科普阅读书系

医药来了

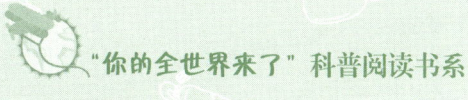

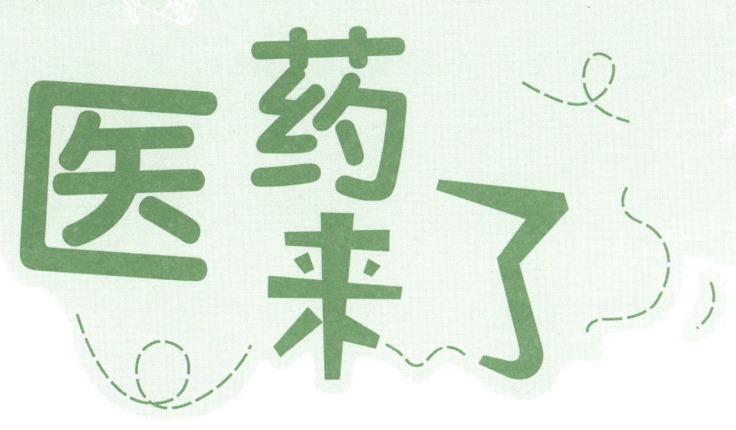

张思源 ◎ 编 著

丛书主编：安若水
副 主 编：王竞华　毕经纬
编　　者：毕研波　海　秋　张思源　王水香　马　然
插　　图：支晓光

山西出版传媒集团　山西教育出版社
·太原·

图书在版编目（CIP）数据

医药来了 / 张思源编著. — 太原：山西教育出版社，2025.5
（"你的全世界来了"科普阅读书系 / 安若水主编）
ISBN 978-7-5703-3919-8

Ⅰ．①医… Ⅱ．①张… Ⅲ．①医学-青少年读物 Ⅳ．①R-49

中国国家版本馆 CIP 数据核字（2024）第 085369 号

医药来了
YIYAO LAILE

策　　划	李　磊
责任编辑	韩德平
复　　审	陈旭伟
终　　审	彭琼梅
装帧设计	崔文娟
印装监制	蔡　洁

出版发行	山西出版传媒集团·山西教育出版社
	（太原市水西门街馒头巷7号　电话：0351-4729801　邮编：030002）
印　　装	山西新华印业有限公司
开　　本	890×1240　1/32
印　　张	5
字　　数	104 千字
版　　次	2025 年 5 月第 1 版　2025 年 5 月第 1 次印刷
书　　号	ISBN 978-7-5703-3919-8
定　　价	23.00 元

如发现印装质量问题，影响阅读，请与山西教育出版社联系调换。电话：0351-4729718

目 录

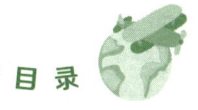

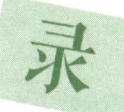

①	从植物药走来	1
②	早期的药房	4
③	没有处方的年代	7
④	游走乡野的医祖——扁鹊	10
⑤	开创世界麻醉手术先河的华佗	13
⑥	罗浮山里的义诊医生——葛洪	16
⑦	终其一生著书立说的孙思邈	19
⑧	踏遍千山万水寻药的李时珍	22
⑨	希波克拉底和他的誓言	25
⑩	西方医学的第二个希波克拉底——盖伦	28
⑪	药剂师之父——舍勒	31
⑫	医之始祖——《黄帝内经》	34
⑬	古典医籍之一——《难经》	37

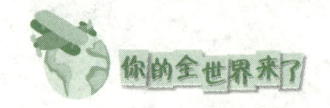

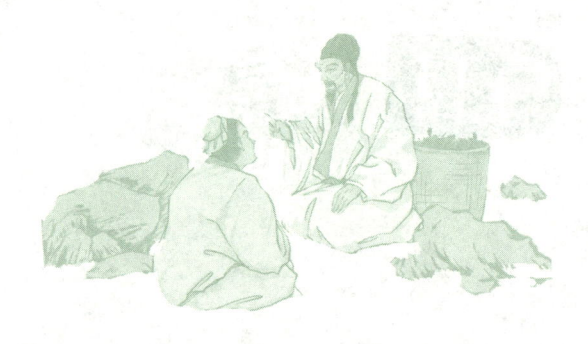

14	最早的中药学著作——《神农本草经》	40
15	张仲景与《伤寒杂病论》	43
16	从神农尝百草到中药学	46
17	医药中的葡萄酒	49
18	天然抗生素——大蒜	52
19	动物药	55
20	作为食物和药物的蜂蜜	58
21	蛇毒与药	61
22	矿物药	64
23	古代帝王求的不老之药——丹药	67
24	传统药物宝库中的瑰宝——民族药	70
25	金鸡纳、奎宁与抗疟疾药	73
26	鼠疫斗士——伍连德	76

目录

27	麻醉药	79
28	糖尿病与胰岛素	82
29	药物发展史上的里程碑——青霉素	85
30	开创结核病治疗的新纪元——链霉素	88
31	从第二次世界大战中走来的抗生素	91
32	曾伴宇航员登月的阿司匹林	94
33	天花与牛痘	97
34	懒惰的寄生物——病毒	100
35	伴着孩子第一声啼哭而来的疫苗	103
36	维生素的发现	106
37	伦琴与X射线的发现	109
38	从同姓不婚到优生学说	112
39	人体解剖学,一直就有	115

你的全世界来了

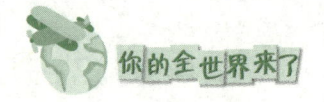

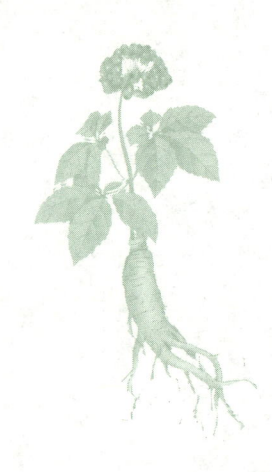

40	走向世界的中国针灸	**118**
41	民间疗法——拔罐	**121**
42	攻克癌症的双刃剑——化疗	**124**
43	医学上的一些象征符号	**127**
44	缠绕在高脚杯上的蛇——医学标志	**130**
45	体温计的前世今生	**133**
46	听诊器	**136**
47	为新药研发作出贡献的实验动物	**139**
48	为什么要用动物做实验	**142**
49	保健品常识	**145**
50	世界献血者日	**148**
51	医疗机器人	**151**
52	智能医学	**154**

医 药 来了

1 从植物药走来

人类诞生之初,由于受到各种条件的限制,只能以植物的根茎等为食。原始人对植物的毒性与营养有了一些早期的认识,加上自身的经验积累,促成了植物药的产生。慢慢地,他们在生活中发现,一些动物内脏也有一定的疗效,于是又发明了动物药。丰富的野外生存经历,加深了他们对矿物的认识,矿物药也出现了。

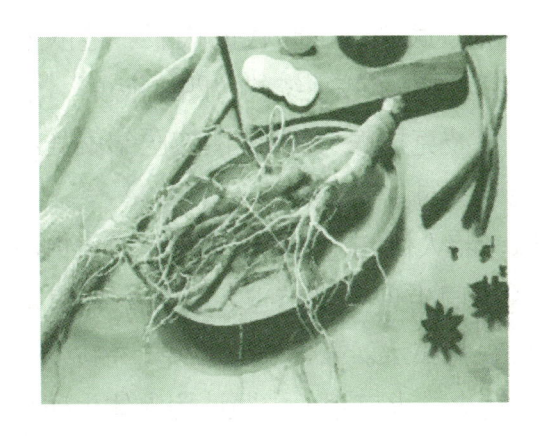

在受到一些创伤时,他们还学会了简单的自救方法,如止血,处置骨折、脱臼等。

直立行走促进了人类大脑的发育,原始人开始对一些自然现象和人的生老病死进行思考,认为万物有灵,在世间有一个超自然的力量存在,也就是神的存在。他们开始祈求神灵保佑,治疗疾病,以经验医学混合着神鬼的巫医

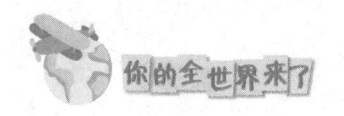

出现。治疗者主要利用工具进行占卜，驱邪逐祟。

无论是经验医学还是神鬼巫术都不是真正意义上的医学。相传最早的医学产生于古埃及，莎草纸记载了主要医学内容，认为疾病是因为灵气与血液失去平衡所导致的，这也是最早的医学记载。在幼发拉底河与底格里斯河的两河流域也产生了古巴比伦医学，认为自然界是一个大宇宙，人体是一个小宇宙，肝是生命的中心，人体出现疾病与天象、动植物有关联。古印度的外科，尤其是整形学发达，还有三体液（气、胆、痰）说和瑜伽术。古希腊医学被认为是早期西方医学的发展高峰，被称为"西方医学鼻祖"的希波克拉底是这个时代的代表。他依据古希腊的"四元素学说"提出了较系统的"四体液说"的医学理论，代表作是《希波克拉底文集》。西方医学就是沿着古希腊的医学发展下去的。

中国医学将人体归为五行，并按照五行的特点说明五脏所具有的不同生理活动特点，肝属木、脾属土、肺属金、心属火、肾属水。五行相生相克，金克木、木克土、土克水、水克火、火克金。中医认为人体生病是因为阴阳失衡，五行相克，造成自身虚弱，外邪入侵。

在药物学方面，公元77年，罗马的迪奥斯科里德斯撰写了《药物志》一书。该书是世界上第一部系统的药典，记述了许多植物学和药理学上的细节，还有600多种植物、动物、矿物原料，以及由这些原料制成的1000多种药物。该书成为之后药理学的主要教材，迪奥斯科里德

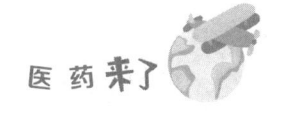

斯也被称为"西方古代药物学先驱"。

我国《史记·三皇本纪》记载:"(神农)始尝百草,始有医药。"这证明我国的药物学和神农氏有关。源于神农氏的《神农本草经》是我国历史上最早的一部药物文献,成书于公元1世纪前后,共收载药物365种,其中有植物药物、动物药物、矿物药物等,同时记载了许多药物的疗效。

这两部著作是后期东西方药物学发展的基础,有了它们才有了之后药物学的迅速发展。

东西方药物学自诞生的那一天起,虽然举步维艰,但一直执着前行。它们产生的背景和发展道路虽略有不同,但治疗疾病和保护人体健康的目的是相同的。

你的全世界来了

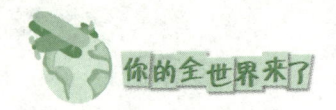

② 早期的药房

我们都知道，医药的发展是从植物药开始的。那时医生们都亲手用植物制药，不用保存，马上就用。所以那时还没有药房。

从中世纪开始，药房才慢慢发展起来。但不像今天，在规模很大的医院里，有固定的专门的药房。

在欧洲，药房最初是在修道院里出现的，那里有护理病人的修道士。药房是一个与病房隔离的大屋子，负责药房工作的修道士们从修道院的花园里采来药用植物，在药房里把它们制成药物。

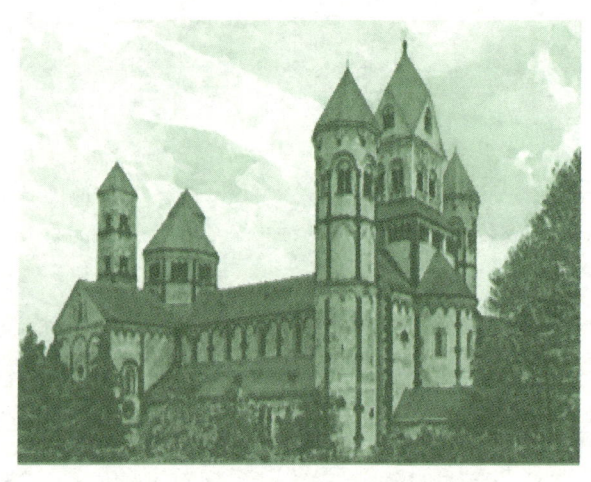

修道院

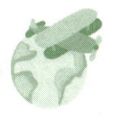

后来，城市管理机构建了花园，花园里有管理员，他们领着薪水，同时也负责制药。

13世纪，德语地区出现了第一批城市药房，首先是在德国北部的罗斯托克，之后是汉堡、明斯特、维斯马、奥格斯堡和马格德堡。

1240年，腓特烈二世颁布法令，规定任何医生不得开设药房，也不得参与药房的经营管理。这样看来，当时的医生和药房是完全分离的。

后来还有规定，药房的开设和经营必须经过君主的批准，对申请者也有了要求。申请者要能证明自己具备丰富的医学知识和端正的品行，被批准开业的药剂师还要发誓，承诺自己谋求病人幸福和利益的初衷始终不变……

关于中世纪药房情况的书面记载没有流传下来，我们只能通过一些绘画作品来了解。在那些画中，房间的墙边放着若干个架子，架子上摆着各种各样的容器。有的画上画有操作台，坐在旁边的是研磨药物的助手。

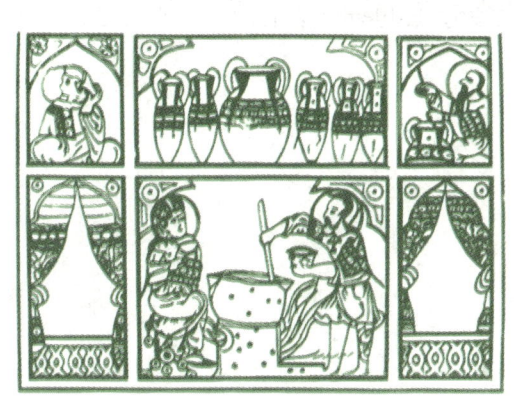

中世纪药房的场景

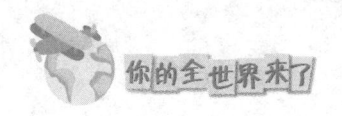

在留下来的一些画上，我们还可以看到，医生用诊疗棒指向他们所开的药，那时还不需要处方。当时的药房管理条例把制药分成两种：被称作"调料"的简单药物和被称为"加工水果"的调制药。

调制药在相关的书中有详细的介绍，它们通常包装在药盒里，盒上贴有使用说明，和现在的用药说明差不多。

我国北宋时期，百姓缺医少药，有些人趁机制造和贩卖假药。有人提议成立一个专门机构，一方面研制一定规格的各种剂型成药，如丸、散、膏、丹，由国家统一出售，不许个人或其他部门私自制作；一方面在水旱、疫疠之灾时，给百姓发放药剂。王安石马上采纳了意见，并组织专门人员落实。

他命人在都城汴京（今河南开封）创设了一家"太医局熟药所"，也叫"买药所"，可以说，它就是现代中药店的前身。"太医局熟药所"成立后，大大方便了病人，也为朝廷赢得了丰厚的利润，受到了朝野的一致赞许。

随着社会分工的细化，出现了现代意义上的药店，专以卖药为业。

医 药 来 了

3 没有处方的年代

没有药房的年代,自然也没有处方。有药房的初期,也没有处方。我们今天的处方,包含有许多常识。

现存最早的西医处方,在维也纳艺术史博物馆名人手迹展览室里保存着。前去参观的对医学史感兴趣的每一位观众,都会在这个处方面前流连:一个长方形的手写处方上,草画的线条把三个治疗膀胱疾病的医嘱划分开来。处方上没有标注日期,也没有签名,参观的人都相信旁边的注解:该处方出自近代医学先驱帕拉塞尔苏斯之手。

你要问,在没有处方之前,病人用药的依据是什么?

16世纪时,医生在听病人陈述完病情后,要亲自找药剂师配药。这个事实我们可以在一些反映有关药房的绘画作品中发现。画面上医生拿着类似教鞭的诊疗棒,指向高高的药物架上装有药物的瓶瓶罐罐,然后医生亲自监督配药。对于重症患者,医生会即刻送药让病人服用;其他患者,医生会让病人的亲属来取药。

渐渐地,配药室或制药室里专门为医生设置的位置上随时准备了纸和笔。医生给药剂师的书面医嘱中的"Rezept"一词源自拉丁语的命令式"recipe",意思是"拿着",即命令药剂师"按方抓药"。从那以后,每张处方上都以缩写"R"开头成了惯例。

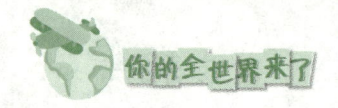

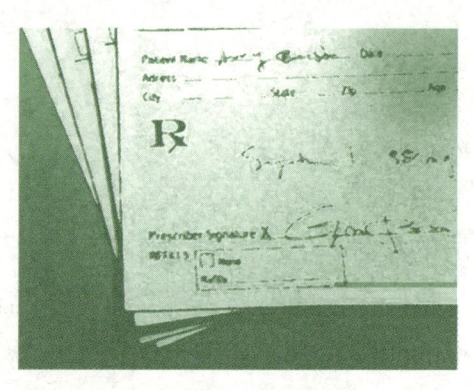

处方以缩写"R"开头

另外，任何处方上都要有详细记录（如开具处方的时间、地点、号码、医生签字等）以及病人的情况（如姓名、地址、年龄等）。

中世纪时，在欧洲盛极一时的巫药房里的处方又是什么样的呢？

中世纪时的药物可以用巫药来形容，那时巫药房里备有珍珠粉、干蟾蜍、烤鼹鼠、狼和鹿的内脏、羊血、鸡胗、梭鱼牙、蟹眼、虾眼，甚至还有动物的排泄物如牛粪、羊粪以及其他令人作呕的东西。

柏林医学和自然科学史研究员保罗·迪普根在其著作中写道：蛇肉是治疗麻风病的特效药；羊血可以治疟疾；兔子被焚烧后的肉灰可治肾结石；用公牛胆按摩肛门区可通便；戴胜喉部的"舌头"是治疗遗忘症的良药；活蚯蚓可直接放在溃疡处或皮肤疖处；在被宰杀的动物身上取出温热的器官，马上放在精神病或眩晕患者的头上，直到器官腐烂……动物粪便主要用在贴膏上；治疗不孕的方法是

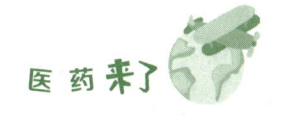

用香木熏生殖器；吸入炭化蛋壳的烟可以治疗鼻出血；吸入驴蹄烟可以治疗子宫肌瘤。

那时的病人甚至医生都满怀信心地使用这些巫药，而这些巫药常常是在举行过（我们现代人看来十分可笑的）仪式之后才配制的。

中国的处方最早可以追溯至战国时期，东汉"医圣"张仲景的《伤寒杂病论》一度被视为"众方之祖"。但后来从马王堆西汉古墓中出土的《五十二病方》把中国处方史又提前了好几百年，它是我国现存最早的"古方书"，上面记录了先秦以及秦朝时期的诸多方剂。

16世纪以后，处方在医学界渐渐盛行开来，成为医生指导病人用药的书面文件，药剂人员调配药品的依据，承担着法律、技术、经济等多方面的责任。

不过，直到19世纪，西医处方还常有漏洞，远不像现在这么严谨。

两百年来，虽然处方的主要内容并没有什么变化，但在细节方面却不断完善，除病人的基本信息必有外，还规定处方不准写"天书"，开药量一般不得超过7天等。

如今，电子病历越来越受到人们的青睐，在许多国家都开始得到推广。

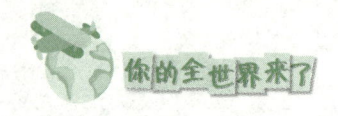

4 游走乡野的医祖——扁鹊

扁鹊是春秋战国时期的名医,生卒年月和籍贯不可考,只能推断其生活于公元前407年至公元前310年之间。史载扁鹊是渤海郡郑(今河北任丘)人,姓秦名越人,因其医术高超,被人们称为"神医"。当时的人们崇拜他,于是便借用上古黄帝时期神医扁鹊的名号来称呼他。

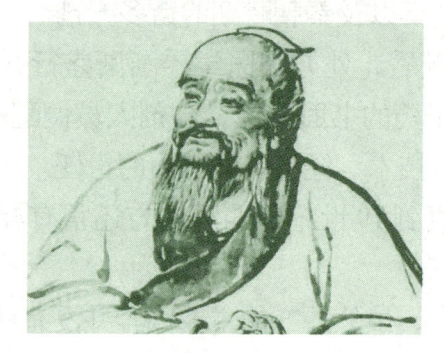

扁鹊画像

扁鹊是中国最早的专业医生,他在医学上的贡献很大。首先,他对中医学理论体系的构建有独到的见解,他主张巫、医分离,反对巫术治病,认为医术和巫术势不两立,反对起死回生之说,提出了治未病的思想。其次,他创立了"望、闻、问、切"的诊断方法,这一诊断方法奠定了中医学的切脉诊断之法,开创了中医学的先河。

关于扁鹊治病救人的故事,史书上有许多记载,最有名的医案有三:

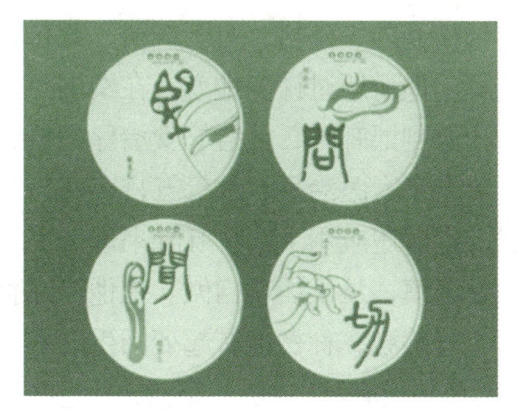

"望、闻、问、切"诊断法

赵简子病案。当时赵简子病重，许多人看过都断定无治。只有扁鹊前去认真检查了赵简子的病，根据先例，他判断三日必好。果然三日后，赵简子的病好了。

虢太子病案。扁鹊在游历途中，听说虢太子"病死"，他问明情况，感觉太子有救，最后用针刺法、热熨法和服汤药法治活了太子。

蔡桓公病案。扁鹊晋见蔡桓公时，通过望诊判断出蔡桓公有病，但是病情尚浅，还只是在体表、腠理的部位。他劝蔡桓公接受治疗，否则病情将会加重。蔡桓公因自我感觉良好，拒绝治疗，几次劝解无效，扁鹊只好放弃，不久后蔡桓公病死。

扁鹊十分重视疾病的预防，他在看到蔡桓公的病情时，之所以多次劝说及早治疗，就寓有防病于未然的思想。他认为对于疾病，只要预先采取措施，把疾病消灭在初起阶段，是完全可以治好的。

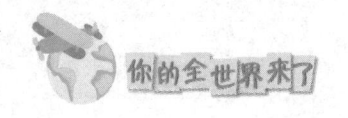

扁鹊不仅精通内、外科，对于妇科、儿科和五官科同样有独到见解。他游历过许多地方，在秦国时，他给小儿治疗疾病；云游到邯郸时，他给妇女治疗妇科病；路经洛阳时，他又给老年人医治耳、眼等五官疾病。

据记载，扁鹊还应用了药物麻醉来进行手术。

扁鹊谦虚谨慎，从不居功自傲。在他治好虢太子的尸厥后，虢君十分感激，称赞他有起死回生之术。扁鹊强调说："这是患者并没有死，我只不过能使他重病消除，回复他原来的状态而已，并没有起死回生的本领。"

《史记》中有扁鹊的"六不治"：倚仗权势，骄横跋扈者不治；贪图钱财，不顾性命者不治；暴饮暴食，饮食无常者不治；病深不早求医者不治；身体虚弱不能服药者不治；相信巫术不相信医道者不治。

可惜的是，扁鹊曾编撰的颇有价值的《扁鹊内经》九卷和《扁鹊外经》十二卷均已失传，这是祖国医学的极大损失。

相传人们在扁鹊的家乡建造起"药王庙"，专门来纪念他。

5 开创世界麻醉手术先河的华佗

华佗是东汉末年医学家,与董奉、张仲景并称为"建安三神医"。

他在研究中发现曼陀罗花具有麻醉作用,但同时也有很强的毒性。为了提取其麻醉成分,同时抑制它的毒性,他走遍了山东、河南、江苏等地,用生草乌、全当归、香白芷、川芎、炒南星等药材和曼陀罗花搭配,并亲自试用,最终发明了麻沸散。

麻沸散是世界上最早用于外科手术的麻醉剂。华佗开创了世界麻醉法施行外科手术的先河,比欧美各国全身麻醉外科手术的记录早1600余年,被后人称为"外科鼻祖"。

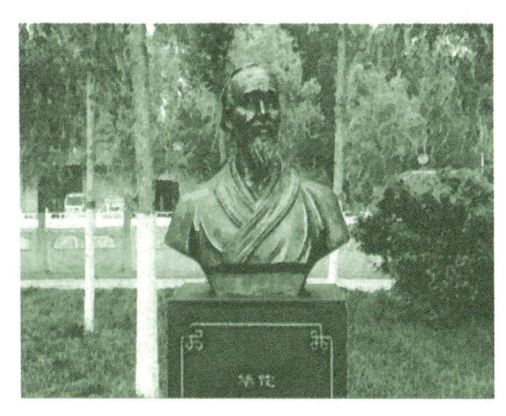

华佗塑像

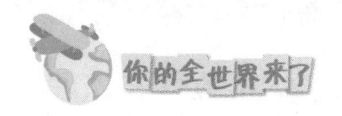

除了发明麻沸散,华佗还精通内、外、妇、儿各科,临证施治,诊断精确,方法简捷,疗效显著。他不但精通方药,在针灸上的造诣也十分令人钦佩。需要灸疗的病人,往往针灸一两个穴位病痛即消除。有时病灶郁积体内,扎针喝药均不能奏效,必须开刀割除的,华佗就把配制的麻沸散给病人服下。病人服用后,就如喝醉了一样,毫无知觉,这时开刀切除病灶,再缝好刀口,用药膏敷上。

读过罗贯中的《三国演义》的人都知道,里面有一段华佗为关羽刮骨疗毒的描写,讲的是关羽在攻打樊城时右臂为魏军毒箭所伤。后来,伤口渐渐肿大,十分疼痛,不能动弹。华佗为关羽剖臂刮骨,祛除骨上剧毒,而关羽神色不变,尚在与人下棋。这个故事原本是颂扬关羽之神勇、有毅力、能忍耐,也同时说明了神医华佗的医技高明,博得人们的称赞和敬佩。这正是华佗把外科手术理论运用到了实践中。

华佗在医疗体育方面也有着重要贡献,他为年老体弱者编排了一套模仿猿、鹿、熊、虎、鸟等五种禽兽姿态的健身操——五禽戏。当人身体不舒服时,就做一做其中一戏,流汗后再搽上爽身粉,身体往往会觉得很轻松。

华佗看病用药精简,不滥用药物,并重视预防保健。对于病入膏肓的患者,则不加针药,坦然相告。他还博采众长,有些学问从扁鹊的学说发展而来,同时他对同时代的张仲景的医学主张也有深入的研究。

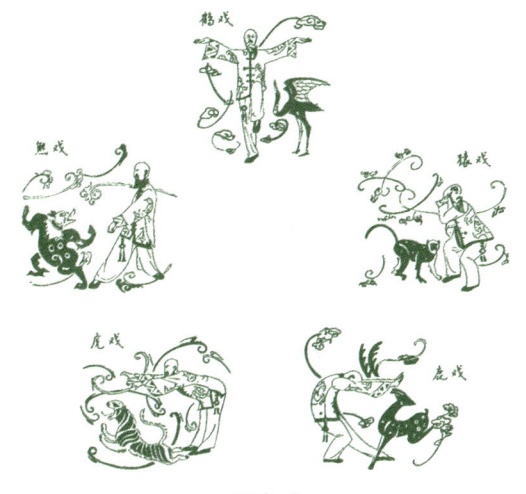

五禽戏

　　为了将医学经验留传于世，华佗收了许多弟子，世人熟知的有樊阿、吴普和李当之等。晚年，他还致力于医书的撰写，著有《青囊书》《枕中灸刺经》等多部著作，可惜均已失传。

　　后来华佗给曹操看病，建议他手术治疗，曹操以为华佗要陷害他，遂将其下狱拷问致死。后人为了纪念华佗，常以"华佗再世，元化重生"称赞医术高明的医师。

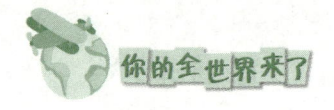

6 罗浮山里的义诊医生——葛洪

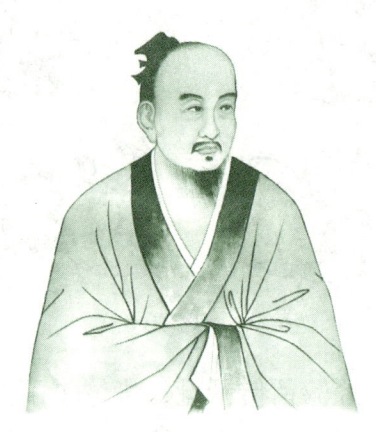

葛洪画像

葛洪是东晋道教理论家、炼丹家和医药学家,预防医学的先驱者,世称"小仙翁"。

本来出身江南士族的葛洪,应该有个美好的少年时代,只是家道败落,他只好以砍柴为生,换回纸笔,在劳作之余抄书学习,废寝忘食。乡人因而称他为"抱朴之士",于是他就以"抱朴子"为号。

16岁时,葛洪拜郑隐为师,成为郑隐的得意弟子。郑隐的遁世思想对葛洪一生影响很大,以致后来葛洪归隐罗浮山一心炼丹修道、著书立说。

公元330年左右,葛洪去广西任职的途中,留在了罗浮山。山上宁静祥和,万物生机勃勃,还有丰富的植物资源,是个巨大的中草药宝库,葛洪遂决定隐居于此。元代画家王蒙的一幅画中就描绘了葛洪与家人移居罗浮山的情景:葛洪骑在牛背上,身穿道袍,神情专注于手中的书籍,全然不顾与他同行的家人。

葛洪每天在山里采药,了解了许多草药的功效,后来他还在罗浮山脚下搭了个茅草屋,为百姓义诊。只要有人来寻医问药,不论贫贱富贵,葛洪都耐心为病人诊治。在行医的过程中,葛洪特别注意收集和筛选那些简单易得、价格便宜的中草药为贫困的百姓治病。如治疗感冒风寒时,用葱白和豆豉一起煎服,有通阳发汗之功效,这个药方一直流传至今。

他在行医的过程中,遇到两个病案:有个亲戚被一条疯狗咬了,葛洪马上意识到病人得了恐水病。他翻阅了大量医书,经过思考,想出了一个以毒攻毒的方法,杀死咬人的疯狗,取其脑髓,敷在病人的伤口处。

还有一次,葛洪上山采药遇见一位倒地的老人,全身发热。他上前诊断后断定老人得了一种叫瘴疟的传染病。这种病在古代是一种可怕的传染病,于是他将采来的草药青蒿给病人用上。

前一个病案,其实就是现在的狂犬病,后一个则是今天所说的疟疾。他的这些记录,在近两千年后的今天启发了屠呦呦。屠呦呦率领的团队从青蒿中成功提取出青蒿素,治愈了成千上万的疟疾病人。

《肘后备急方》是葛洪撰写的一部医学著作,内容囊

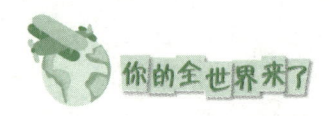

括医学的多个分科，上述病案就记录于该书中，其中有世界上最早医治天花等疾病的记载。

葛洪还著有《抱朴子》一书，该书对道教的发展产生了深远的影响。其详细介绍了一些炼丹方法，记载了大量的古代丹经，勾画了中国古代炼丹的历史梗概，提供了许多原始实验化学的珍贵资料。

葛洪精晓医学和药物学，主张道士兼修医术。他认为修道者如不兼习医术，一旦"病痛及己"，便"无以攻疗"，不仅不能长生成仙，甚至连自己的性命也难保住。他尤其强调灸的使用，常用浅显易懂的语言，清晰、明确地注明了各种灸的使用方法，只要弄清灸的分寸，不懂得灸的人也能使用。

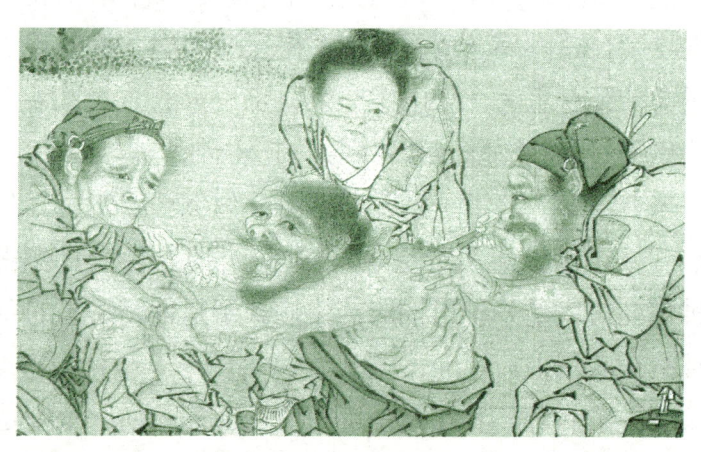

南宋李唐《村医图》局部，图中村医正在用艾灸的方法为村民治病

7 终其一生著书立说的孙思邈

孙思邈是隋唐时期的医学家、药物学家，同时还是一位道士。他一生勤于著书，晚年隐居故里，专心立著，直至白首之年，也未曾放弃。

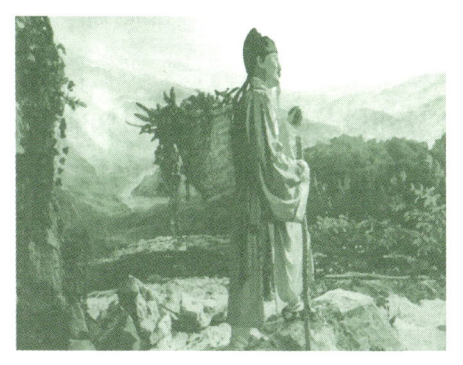

孙思邈画像

孙思邈的著作很多，其中最著名的是《备急千金要方》。该书被誉为中国最早的临床百科全书。唐高宗时期，孙思邈又完成了世界上第一部国家药典《唐新本草》。因此，他被后人尊称为"药王"。

孙思邈小时候就喜欢读书，他知识渊博，曾被称为"圣童"。由于他体弱多病，长大后便萌生了学医的念头。闲暇时，他常常找一些医药书籍来读，每次都将借来的医书整册抄录，内容烂熟于心。他还广泛收集民间流传的药方，时间久了，乡邻生病都让他来诊治，这让他大受鼓

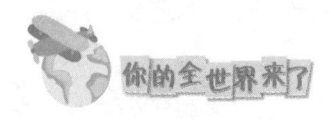

舞，对医学的兴趣更加浓厚。

孙思邈无意仕途功名，一心致力于医学。公元581年，国事多艰，孙思邈隐居太白山中，他一方面下功夫钻研医学著作，一方面采集草药研究药物学。

《备急千金要方》一书，因"人命至重，有贵千金"而得名。该书在中国医学史上的地位独一无二，约成书于652年，共计30卷232门，含方、论5300余首。在该书的绪论中，孙思邈提出了行医的基本原则，包括医学伦理、治病、诊候、处方和用药等。正文部分，他特别关注妇科和儿科，也论及外科、时疫、中毒和其他急症的治疗。

孙思邈的医学方法可谓兼收并蓄。他把长生之道——包括饮食养生、呼吸吐纳和炼丹术，与传统的药物治疗、针灸融为一体，强调通过合理饮食、锻炼和讲究卫生来保持健康、预防疾病。

孙思邈的另一部医学典籍《千金翼方》为其晚年作品，是对《备急千金要方》的补充，故名翼方。该书共30卷，分189门，含方、论2900余首，内容涉及本草、妇人、伤寒、小儿、养性、补益、中风、杂病、疮疡、色脉以及针灸等各个方面，尤其以治疗伤寒、中风、杂病和疮疡见长。

《备急千金要方》及《千金翼方》对后世医家影响极大，这两部著作被誉为中国古代的医学百科全书，起到了上承汉魏，下接宋元的历史作用。两书问世后，备受世人瞩目。

孙思邈还重视研究常见病和多发病,如山区人民由于食物中缺碘,易患甲状腺肿大(俗称粗脖子),他认为这种病是由山中的水质不洁净引起的,所以就用海藻等海生植物和动物的甲状腺来治疗,取得了较好的效果。他对脚气病也作了详细的研究,提出用谷白皮煮粥来预防和治疗。谷白皮中含有丰富的维生素B1,对脚气病疗效很好。此外,孙思邈对针灸术也颇有研究,著有《明堂针灸图》,以针灸术作为药物的辅助疗法,对疾病进行综合治疗。

在研究医学的过程中,孙思邈把硫黄、硝石、木炭混合制成粉用来发火炼丹,这是中国现存文献中最早的关于火药的配方。在其《丹经内伏硫黄法》一文中,有对"伏火硫黄法"的记述。

孙思邈在数十年的行医生涯中,对前来求医的人,不分高低贵贱,贫富老幼都一视同仁。他不用动物入药,崇尚养生。他将儒家、道家以及佛家的养生思想与中医学的养生理论相结合,提出了许多切实可行的养生方法。时至今日,我们的生活还不自觉地遵循着他的理论。

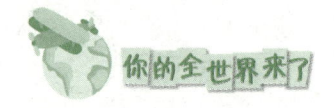

8　踏遍千山万水寻药的李时珍

1518年，李时珍出身中医世家，他的祖父和父亲都是医生，后来父亲还当过御医。李时珍深受父亲的影响，从小耳濡目染，十分喜爱学习医药知识。父亲不在家时，他就放下八股文，偷偷翻开医馆里的医书，读得津津有味，一些经典的中医药典甚至能背诵下来。

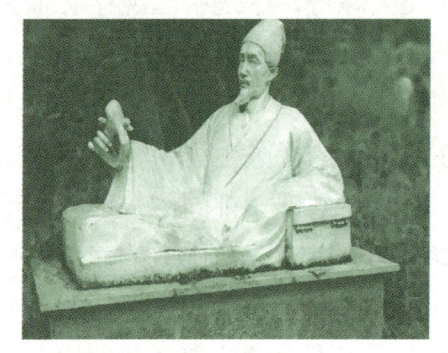

李时珍画像

父亲希望李时珍考科举、走仕途，可李时珍兴致不大，加上三次科考落第，便从此专心跟父亲学医。很快，他的医术突飞猛进。有一天，李时珍的医馆来了一群人，他们带着一位老人，老人病得很重。这群人说一个江湖郎中开错了药，把一味有毒的植物放到了药里，原因是医书上把这种植物和别的植物混为一谈，导致药铺抓错了药，众人非常感慨。

这件事给李时珍的触动很大，他想，这样的错误轻则影响治疗，重则可能丧命。自此，他暗下决心要写一本医书。为此，他穿上草鞋，背起药筐，在徒弟和儿子的伴随下，远涉深山旷野，遍访各地名医，搜求民间药方。李时珍先后到武当山、庐山、茅山、牛首山及湖北、湖南、安徽、江苏、河南、河北等地收集药物标本和处方，一边考察一边行医，虚心向各行各业人求教各种草药的疗效。在此期间，他遍尝百草，以身试药，走访过渔人、樵夫、农民、车夫、药工、捕蛇者等。他三易其稿，用了30年的时间，耗尽了家中所有，于1578年编修完成传世巨著《本草纲目》。1590年，刻书家胡承龙答应刻印《本草纲目》。1593年，金陵本《本草纲目》面世。

《本草纲目》一共16部52卷，约190万字。全书收纳诸家本草所收药物1518种，在前人基础上增收药物374种，合计1892种，其中植物1195种；共辑录古代药学家和民间单方11096则；书前附药物形态图1100余幅。这部伟大的著作，吸收了历代本草著作的精华，尽可能地纠正了以前的错误，补充了不足，并有很多重要的发现和突破。该书是16世纪前，中国最系统、最完整、最科学的一部医药学著作。

《本草纲目》不仅为中国药物学的发展作出了重大贡献，还对世界医药学、植物学、动物学、矿物学以及化学的发展产生了深远的影响，先后被译成日、法、德、英、拉丁、俄、朝鲜等十余种文字在国外出版。书中首创的按

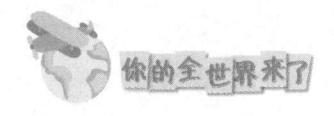

药物自然属性逐级分类的纲目体系，是现代生物分类学的重要方法之一，比现代植物分类学创始人林奈的自然系统分类法早了一个半世纪。该书也被誉为"东方医药巨典"。

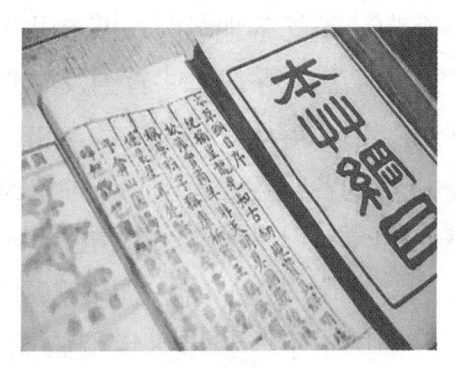

《本草纲目》

2011年5月，金陵版《本草纲目》入选世界记忆遗产名录。

英国著名中国科技史专家李约瑟在《中国科学技术史》中写道：16世纪中国有两大天然药物学著作，一是世纪初的《本草品汇精要》，一是世纪末的《本草纲目》，二者都非常伟大。其评价如此之高，足见《本草纲目》一书在医学史上的地位和李时珍对人类医学的伟大贡献。

9 希波克拉底和他的誓言

提到希波克拉底，有人会想到那个有名的医生誓言——《希波克拉底誓言》。虽然史学家们证实，《希波克拉底誓言》并非出自希波克拉底，而是从一所医学院校早早传出来的，只是希波克拉底作为最为出色的代表人物，最终决定了誓言的形式。

希波克拉底出身于医生世家，他从小跟随父亲学医。另外，他还拜了许多当地的名医为师，并从中结识了一些著名的哲学家，这些哲学家的思想为他后来的医学成就奠定了基础。

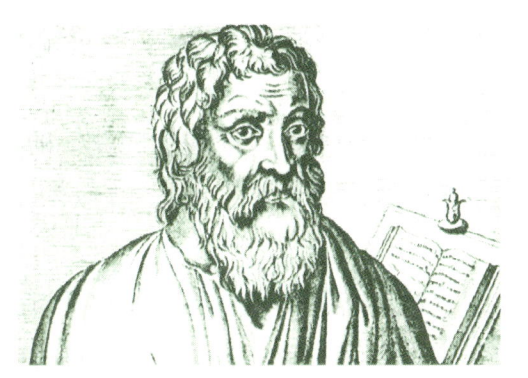

希波克拉底画像

公元前430年，雅典发生了可怕的瘟疫，很多人发烧、腹泻、呕吐，身上长满脓疮，皮肤严重溃烂。城中不断有人死去，来不及掩埋的尸首随处可见。此时，在希腊

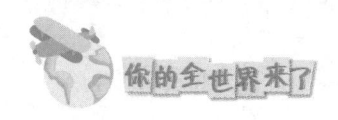

担任御医的希波克拉底冒着生命危险前往雅典，他发现全城没有染上瘟疫的，主要是那些每天和火打交道的铁匠。由此，他想到火可以防疫，于是全城各处燃起火堆，瘟疫被扑灭。

在当时，巫医一般用念咒文、施魔法等迷信手段来为病人进行祈祷治病。而希波克拉底则从动物解剖做起，从中学到了许多解剖学的知识。在他最著名的外科著作《头颅创伤》中，详细描绘了头颅损伤和颅骨裂缝等的病例，并提出了手术施治的方法。

希波克拉底还提出了著名的"体液学说"。他认为复杂的人体是由血液、黏液、黄胆、黑胆这四种体液组成的，四种体液在人体内的比例不同，形成了人的不同气质。希波克拉底的体液学说，影响了古希腊哲学家亚里士多德，还影响了后来统治医学千余年之久的古罗马医生盖伦的生理学理论。

希波克拉底把疾病看作发展着的现象，他重视卫生饮食疗法，但也不忽视药物治疗，尤其注意对症治疗和预防疾病的发生。

希波克拉底对骨骼、关节、肌肉等都很有研究。他提出的对骨折病人的治疗方法，是合乎科学道理的。为了纪念他，后人将用于牵引和其他矫形操作的臼床称为"希波克拉底臼床"。他提出的癫痫病因被现代医学所验证，该病的名称也一直沿用至今。

希波克拉底发现，人在40~60岁之间最容易发生中

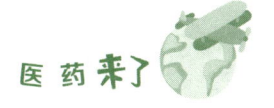

风；人发生黄疸的时候，如果肝变硬，那么预后是不良的；人死亡前会出现指甲发黑，手脚发冷，嘴唇发青，耳冷且紧缩，眼睛浑浊等现象……其中，希波克拉底对垂危病人面容的具体描述，被后人称为"希波克拉底面容"。

作为西方医学之父，希波克拉底把医学从哲学和宗教中分离出来，缔造了古希腊医学。《希波克拉底誓言》更是向医学界发出了行业道德倡议，成为警诫古希腊医师职业道德的圣典，是从医人员入学的第一课。

《希波克拉底誓言》提出，禁止医生施行自己把握不了的手术，要求医生恪尽职守、保守职业秘密，在施治时不能做出有损名誉的行为。

1948年，世界医协大会对这个誓言加以修改，并将其定名为《日内瓦宣言》。后来又通过决议，把它作为国际医学道德守则。

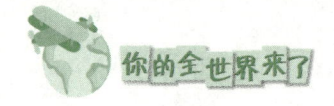

10 西方医学的第二个希波克拉底——盖伦

盖伦是古罗马时期最著名、最有影响力的医学大师，出身于一个建筑师家庭。少年时代，盖伦便在父亲的指导下学习哲学、数学和修辞学，同时对农业学、建筑学、天文学等都感兴趣，但后来他将自己的精力集中在医学上。他在医学上的地位仅次于古希腊的希波克拉底，是西方医学史上的第二个"权威"人物。

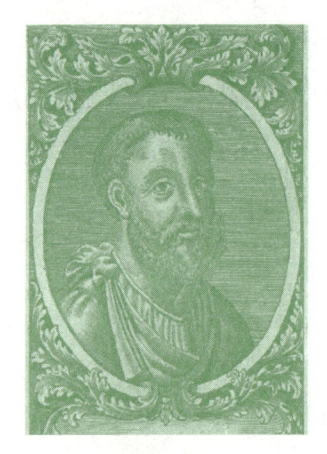

盖伦画像

古罗马时期，医学被认为是一门实用的科学，很受重视。盖伦在埃及的亚历山大城学习解剖学和医药学期间，开始了医学论文的写作，他的第一本著作是《论医学经验》。

盖伦认为世界是由一个造世者故意创造的,其理论著作有《希波克拉底的元素》。该书描写了基于四元素说的四气说的哲学系统。他认为好的医生也应该是哲学家。盖伦接受亚里士多德"自然界所有的事物都有其自身的目的"的观点,认为人体构造,如手上的肌肉和骨骼,都执行事先安排好的功能。他考察了心脏的作用,并且对脑和脊髓进行了研究,认识到神经起源于脊髓。他还认识到人体有消化、呼吸和神经等系统。

盖伦在药物上的研究也很有成就,撰写了超过500部医书。他还对植物、动物和矿物的药用价值进行了比较深入的研究,在他的药物学著作中记载了植物药540种、动物药180种、矿物药100种。

盖伦根据希波克拉底的体液学说提出了人格类型的概念,主要作品有《气质》《本能》《关于自然科学的三篇论文》等。盖伦最重要的成就是他建立了血液的运动理论和对三种灵魂学说的发展。

盖伦最擅长的是解剖学。当时,人体解剖是被严格禁止的,盖伦只能进行动物解剖实验。他通过对猪、山羊、猴子和猿类等活体动物的解剖实验,在解剖学、生理学、病理学等方面有了许多发现。他最喜欢用的动物是直布罗陀猿,其中《论解剖过程》《论身体各部器官功能》两书阐述了他在生理解剖上的许多发现。

当然,盖伦的论述中也有许多错误,如解剖学和生理学方面,人们后来发现,盖伦的某些错误之所以产生,是由于他解剖的对象是动物而不是人。他的生理描述往往脱

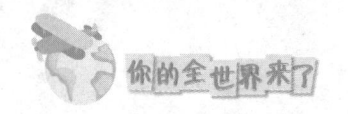

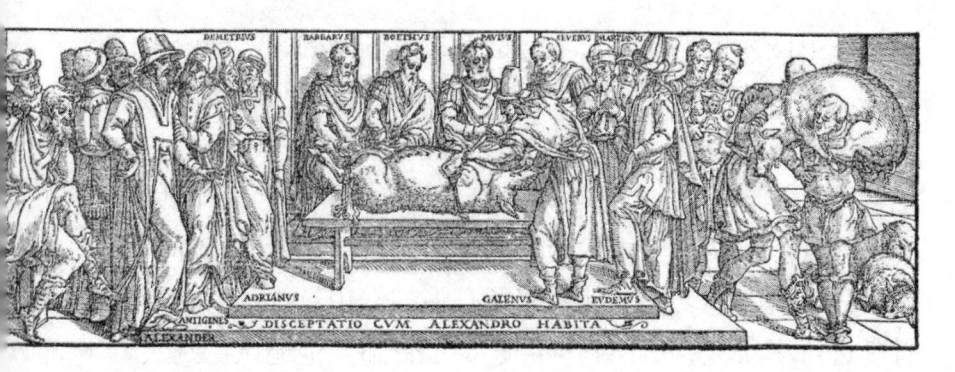

盖伦解剖猪的场景

离了实际，而屈从于宗教神学的需要。后来人们为消除他在解剖学和生理学上的错误影响，曾进行了艰苦的斗争。

　　盖伦的理论统治了西方医学1000多年。每当提及西方医学就一定要说到盖伦，因为除了希波克拉底，可能再没有哪位医生能像盖伦一样，对西方医学产生如此深远的影响。

⑪ 药剂师之父——舍勒

舍勒1742年出生于当时属瑞典的施特拉尔松德城,从小过着清贫的生活。14岁时,他到哥德堡一家药房当学徒。这段学徒生涯,让他开始行走在药剂师的道路上。

药房里有各种化学药品和仪器,还有许多化学书籍,勤奋好学的舍勒到了这里如鱼得水。药房的药剂师马丁·鲍西是当地的名医,他的言传身教让舍勒更加迷恋上了化学,并自己动手做了很多实验。

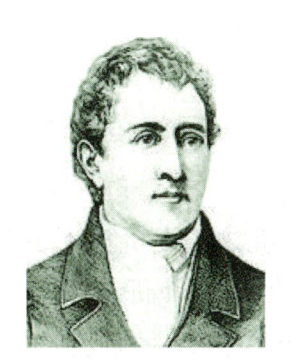

舍勒画像

舍勒经常在晚上用自己制造的实验仪器做各种实验,并对照书本反复研究。虽然也出现过小型实验的爆炸事故,但他并没有退缩。

在药房工作近8年,舍勒的知识和技能都得到了提升,很快就成为一名出色的药剂师。与此同时,他还拥有

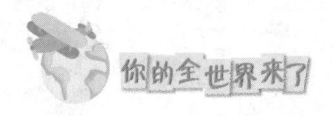

了一套精巧的自制化学实验仪器。

在他正准备大展宏图的时候，他所工作的药店破产了。舍勒喜欢药剂师的工作，于是他来到了马尔默城的柯杰斯垂姆药店。幸运的是，药店的老板跟马丁·鲍西一样理解舍勒，非常支持他的实验研究。

药店老板给舍勒提供了一套房子，供他居住和放置实验仪器。舍勒重操旧业，又开始了他的实验和研究。

舍勒药剂师工作经历对他后来的研究工作有很大帮助。他愿意用化学观点来解释一切问题，以至于他的好友莱茨柯斯在回忆自己与舍勒的交往时，会说："他有惊人的记忆力和理解力，但似乎他只记住与化学有关的事情。他把许多事情都与化学联系起来加以说明，他有化学家独特的思考方式。"

后来，有几所大学慕名请舍勒到校任教，但都被他谢绝了，他认为药房是一个很好的研究场所，不愿意离开。

舍勒发现的有机物和无机物不下30种，其中最著名的是氧气和氯气的发现。他研究氧气始于1767年。起初，他加热硝石得到一种被称为"硝石的挥发物"的物质，但对这种物质的性质和成分还不清楚。后来，舍勒反复做加热硝石的实验，发现把硝石放在坩埚中加热到通红时，会放出干热的气体，气体遇到烟灰的粉末就会燃烧，并放出耀眼的光芒。几年后，舍勒就能用多种方法制得比较纯净的氧气。这些方法主要有：加热氧化汞，加热硝石，加热高锰酸钾，加热碳酸银、碳酸汞的混合物等。他把这些实

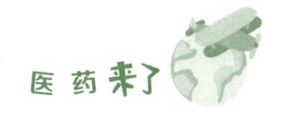

验结果整理成一本书，书名叫《火与空气》。

1775年2月，33岁的舍勒当选为瑞典皇家科学院院士，这时药店的主人去世，舍勒继承了这个药店，成了药店的新主人。这一年，他还研究了砷酸的反应。1776年，舍勒发表了关于水晶、矾石和石灰石的成分的论文，还从尿里第一次得到了尿酸。1777年，他制得了硫化氢，并且观察到银盐被光照射以后可以变色。1778年，他制得了氧化汞，并用钼矿制得了钼酸。他分析了空气里所含氧气的比例，并且做了多次重复。1780年，他证明了牛奶发酸是因为产生了乳酸，乳酸被硝酸氧化之后产生黏液酸（半乳糖二酸）。

舍勒在他生命的最后几年里研究了多种植物性酸类，如从苹果中分离了苹果酸、从柠檬中分离了柠檬酸等。

舍勒的工作奠定了近代以天然药物为原料的药剂学基础，因而被称为药剂师之父。瑞典皇家科学院为了纪念舍勒，为其铸造了一座铜像，矗立在斯德哥尔摩的广场上。

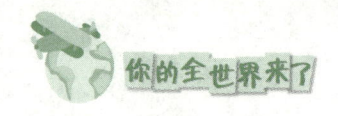

⑫ 医之始祖——《黄帝内经》

《黄帝内经》又称《内经》，是中国最早的医学典籍，中国医学理论的奠基之作，包括《素问》和《灵枢》两部分，各81篇。《素问》偏重于人体生理疾病的治疗原则、原理以及人与自然的基本理论。《灵枢》侧重于人体解剖、脏腑经络等。

《内经》的内容包罗万象，其中脏象、经络两项为中医理论方面最重要的部分。脏象学说是研究人体脏腑的生理功能、病理变化及其相互关系的医学理论，在中医学中极为重要。经络学说是描述人体内各部分间相互联系及其密切影响生理、病理、诊断、治疗的学问。

对于此书的成书时间，众说纷纭，迄今无定论。但后世较为公认的说法是此书成于西汉末年，且不是一人之作，也不是一个时代、一个方域的作品，它汇集了众多医家之经验、观点，是一定时期内中国医学经验的总结、汇编。

《内经》162篇所举观点不尽一致，文笔文风更是差异很大，由此可见，它是由不同时期、不同地方，分属不同流派的古人对生命现象的长期观察、大量的临床实践以及简单的解剖学知识传承增补发展创作而来。

《内经》是第一部冠以中华民族先祖"黄帝"之名的

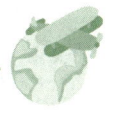

传世巨著，为传统医学四大经典著作（另三部分别为《难经》《伤寒杂病论》《神农本草经》）之首。它总结了春秋至战国时期的医疗经验和学术理论，并吸收了秦汉以前有关天文、历法、生物、地理、人类、心理等的研究成果，运用阴阳、五行、天人合一的理论，对人体解剖、生理、病理以及疾病的诊断、治疗与预防，作了比较全面的阐述，确立了中医学独特的理论体系，成为中国医药学发展的理论基础和源泉。

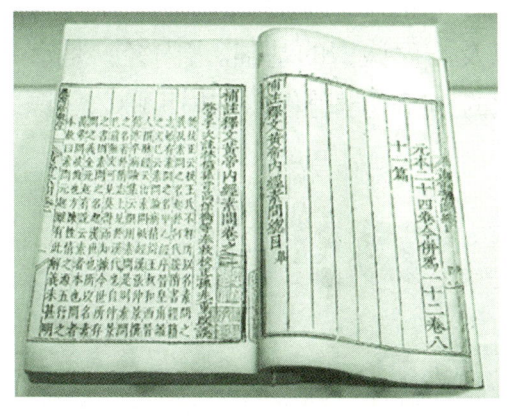

《黄帝内经》

《内经》建立了中医学上的阴阳学说、五行学说、脉象学说、脏象学说、经络学说、病因学说、病机学说，以及养生学说、运气学说等。它从整体观出发来论述医学，呈现了自然、生物、心理、社会"整体医学模式"，其医学理论建立在我国古代道家理论的基础之上，反映了我国古代"天人合一"的思想。

在疾病防治上，《内经》提倡预防和早期治疗，主张

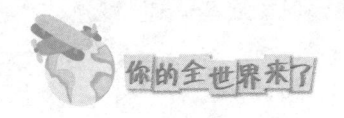

"治未病"，运用"望、闻、问、切"四诊来诊察疾病，确立了"辨证求因、审因论治"的思想。其用朴素的唯物论，即阴阳五行学说、脏腑经络学说，作为说理工具，说明人体生理、病理现象，并指导疾病的诊断和治疗。

《内经》代表了当时我国医学的巨大成就，并且对后世医学的发展，产生了深远的影响，被相继译成日、英、德、法等国文字。

《内经》对是上古乃至太古时代中华民族的智慧在医学和养生学方面的总结和体现，是中医对人体生理、病理、诊断以及治疗认识的基础。《内经》是迄今为止对中国影响最大的一部医学著作，被后世称为"医之始祖"。

13 古典医籍之一——《难经》

《难经》原名《黄帝八十一难经》，相传为战国时期秦越人扁鹊所著。该书取《素问》《灵枢》的内容，设为疑难，辨析精微。书中使用《灵枢》的内容较多，因采用问答的形式，故为《难经》。该书分3卷（一说5卷），共讨论了81个问题，对人体腑脏功能和形态、诊法脉象、经脉针法等诸多问题逐一进行了论述。

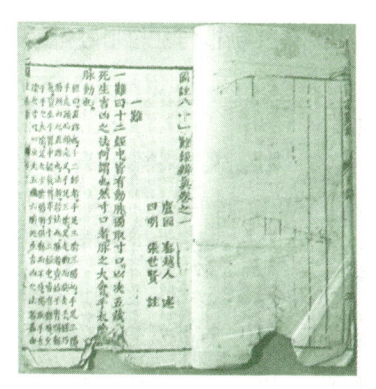

明代名医张世贤为《难经》加以图释，使之通俗易明

《难经》成书时间说法不同，有说东汉以前，有说秦汉之际。"难"是"问难"的意思，也可理解为"疑难"；"经"是指《内经》。作者把《内经》中自己认为的难点和疑点提出，然后逐一解释，并对部分问题作出了创造性阐释。

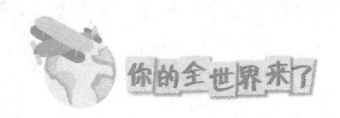

《难经》内容包括脉诊、经络、脏腑、阴阳、病因、病理、营卫、腧穴、针刺等基础理论,同时也列述了一些病症。其中1~22难论脉,23~29难论经络,30~47难论脏腑,48~61难论疾病,62~68难论腧穴,69~81难论针法。

《难经》对针灸学的发展贡献很大。首先,它确立了"奇经八脉"理论,首创其概念、完善其循行路线、阐明其生理病理,为针灸学的发展奠定了基础。其次,它完善了特定穴理论,对八会穴、十二原穴、五腧穴、俞募穴理论及临床均有论述。再次,它完善配穴法及刺灸理论,首创泻南补北法、确立补母泻子法,对迎随补泻、营卫补泻、刺井泻荥、四时补泻都有独到的见解。

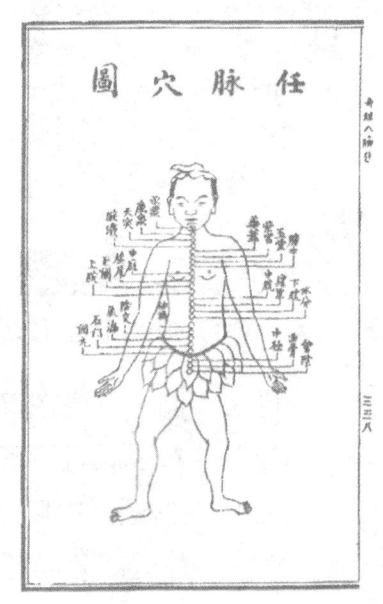

人体奇经八脉之任脉

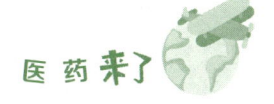

《难经》作为中医药学四大经典之一，其在临床方面的论述颇多，除针灸外，还提出了"伤寒有五"的理论，对后世伤寒学说与温病学说的发展都产生了一定的影响。此外，《难经》对诊断学的论述也一直被医家所推崇。可以说，《难经》对后世历代医家的理论思维和医理研究都产生了广泛而深远的影响。

传统观点认为，《难经》一书源于《内经》，主要是解释《内经》中的疑难。但也有人认为，《难经》并不是解释《内经》中疑难问题的著作，它与《内经》一样，也是我国古代早期医学著作之一。而《内经》《难经》不仅没有署名作者，还留下了千古谜团。如《难经》，只从字面上来理解，一个"难"字就已经很令人费解了。在这里，难者，问也；回答者，解难也。《难经》者，医经也。《难经》八十一难，即"医学论文答辩八十一条"之意，言简意赅。当然，到底在创作《内经》《难经》时曾经发生过什么，已经无从考证了。

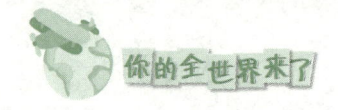

14 最早的中药学著作——《神农本草经》

相传《神农本草经》起源于神农氏,代代口耳相传,于东汉时期整理成书。它可以算是最早的中药学著作,又称《本草经》或《本经》,是中医四大经典著作之一,全书共计收录了365种药物,其中植物药252种,动物药67种,矿物药46种。

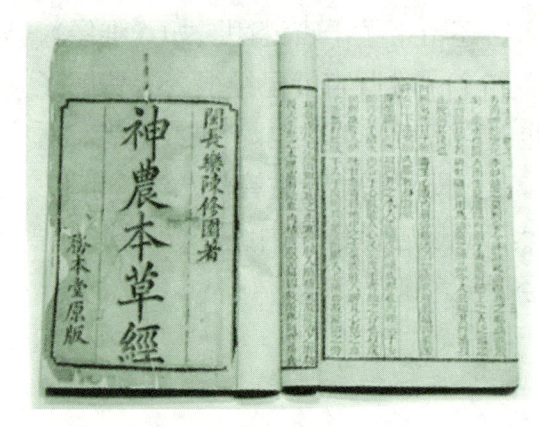

《神农本草经》

书中根据药物的性能和使用目的的不同分为上、中、下三品,称为"三品分类法":上品120种,无毒,大多属于滋补强身之品,可以久服;中品120种,无毒或有毒,其中有的能补虚扶弱,有的能祛邪抗病,可以少服;下品125种,有毒者多,不可久服。这种分类法是我国药物学最早的分类方法，后历代沿用。同时，这种分类法也是对我国中医药物的第一次系统性总结。

《神农本草经》的历史地位极高，其中包含了许多具有科学价值的内容，被历代医家所珍视。

书里规定了药物的剂型，如它认为："药性有宜丸者，宜散者，宜水煮者，宜酒渍者，宜煎膏者，亦有一物兼宜者，亦有不可入汤酒者，并随药性，不得违越。"这些理论体现了在两千多年前中药剂型已有的成就，同时体现了对药物剂型工艺以及对哪些药宜用哪种剂型的研究经验。

书中对药物治病效果的客观评价，告诫人们，有病必须早治，强调了疾病的痊愈与否，不能完全依赖药物的作用。

书中强调辨证施治，声明在用药前，要辨别疾病的性质，辨别病因，不同病种要施以不同药物治疗。

《神农本草经》还特别重视服药时间与疗效的关系，践行"药性阴阳"理论。《内经》首先提出了"药性阴阳"理论，《神农本草经》对这一理论予以践行。

书中提出药有酸、咸、甘、苦、辛五味，描述了人们可以品尝到的药物的真实滋味，以及药物对人体气血、阴阳的作用。书中还描述了药物具有寒、热、温、凉四气，也称四性，指药物或食物的寒、热、温、凉四种性质，与人们味觉可感知的五味相对而言。

书中论述了"有毒无毒，斟酌其宜"的观点，指在临证用药时，要熟悉哪些药物有毒，哪些药物无毒，有毒之

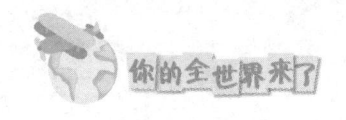

药其毒性的大小及程度如何等，然后再根据实际情况，斟酌用药。

《神农本草经》认为药有"七情和合"，阐释了药物配伍中的特殊关系。

《神农本草经》作为中国中药发展史上里程碑式的著作，影响了千秋万代。历史上具有代表性的几部"本草"，如《本草经集注》《新修本草》《证类本草》《本草纲目》等，都源于《神农本草经》。

很长一段历史时期内，《神农本草经》是药师学习中药学的教科书，或者是必读书，被放在了非常重要的位置。但站在今天的医学高度看，由于历史和时代的局限，此书亦存在一些缺陷，如药物总数肯定不止365种，在汉代以前，人们认识的药物已经超过此数；片面夸大了药物的养生、延年作用，这是受当时方士们的影响；对金石类药物的功效和毒性存在错误认识，对后世造成不良影响；很少涉及药物的具体产地、采收时间、炮制方法、品种鉴定等内容。尽管如此，本书在中药学史上的贡献仍然是毋庸置疑的。

15 张仲景与《伤寒杂病论》

《伤寒杂病论》为中医四大经典著作之一,由东汉张仲景所著,是一部论述外感病与内科杂病为主要内容的医学典籍。

张仲景,河南人,东汉末年著名医学家。他出生在一个没落的官僚家庭,父亲是个读书人,在朝廷做官。由于家庭的特殊条件,张仲景从小就有机会接触到许多书籍,从史书中看到战国时期名医扁鹊的故事,对其高超的医术非常钦佩,从此对医学产生了浓厚的兴趣。

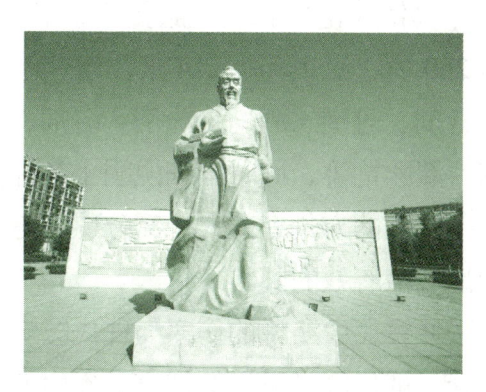

张仲景塑像

张仲景立志精研医术,他"勤求古训,博采众方",结合自己的临床实践,终于写成了不朽的经典《伤寒杂病论》。该书的成书时间约在公元200年—210年,是学习中

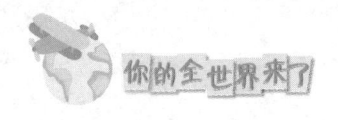

医的必读书。

《伤寒杂病论》共16卷，分为两部分，伤寒10卷，杂病6卷。该书问世后不久，张仲景便去世了。此书散乱流失，后经王叔和等人收集、整理、校勘，分编为《伤寒论》和《金匮要略》两部。

北宋嘉祐二年（1057），官府设置校正医书局，开始校正医书，校订《伤寒论》10卷，22篇，载方113个，于1065年颁行于世，使之成为宋之后的定型版本。

后来，根据北宋翰林学士王洙发现的《金匮玉函要略方》中下卷校订杂病部分，命名为《金匮要略》，共计3卷，25篇，载方262个。

自此，根据所记述内容的侧重点不同，《伤寒杂病论》一分为二，即《伤寒论》和《金匮要略》。除去重复，两书实收方剂269个、使用药物214味，剂型包括汤剂、丸剂、散剂、膏剂、丹剂、酒剂、洗剂、浴剂、熏剂、滴耳剂、吹鼻剂、灌肠剂等，同时详细说明了各种剂型的使用方法。该书中记载的方剂有很大一部分现在还在使用，而且临床证明是非常有效的。

当然，张仲景书中所说的伤寒与现代医学所说的伤寒不是一个概念。现代医学所说的伤寒是指由细菌引起的肠道传染病，而《伤寒论》中的伤寒则是根据《黄帝内经》的记述，泛指因感受寒邪而导致的发热性疾病。

张仲景把病症分为太阳、阳明、少阳、太阴、厥阴、少阴六经病，即"六经辨证"，这对整个中医临床药物治疗产生了重大影响。"六经辨证"论治体系是根据人体抗病力的强弱、病情的轻重缓急等，将外感疾病演变过程中的各种症状表现等进行综合分析，归纳其病变部位、寒热趋向、邪正盛衰等，而分为上述六个类型，并以此进行诊断治疗，形成了中医辨证论治的理论体系。更为重要的是，"六经辨证"论治体系是中医方法论的开端和诊疗思维的发端。

《金匮要略》同样采用了条文记述形式以及病脉证治的辨治思想，先论疾病和脉证，后论治法和方药，最后列出煎服方法。全书对40多种疾病的诊治进行了阐述，其中一些疾病的分析较《伤寒论》更为系统、详细，一直以来被视为中医内科、妇科的核心和基石。此外，《金匮要略》明确了疾病先后发病规律基础上的治未病观，现在该思想仍启发着现代人对健康、亚健康、疾病进程的预防以及药物干预策略的思考。

张仲景的《伤寒杂病论》是东汉以前中医临床药物治疗的标志性成就。1800多年后的2018年，国家中医药管理局发布的《古代经典名方目录（第一批）》中，出自《伤寒杂病论》的方剂仍占28%。《伤寒杂病论》所载经方被后人称为"群方之祖"。

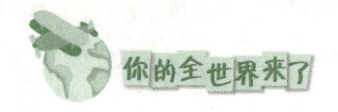

16 从神农尝百草到中药学

唐代司马贞在《史记·三皇本纪》中说:"神农氏……始尝百草,始有医药。"中药以草本为主,古称"本草"。

神农氏选择出来的药用植物,共有252种。其中如黄连、黄芩、龙胆草、豆蔻等,据现代化学家的鉴定,都有植物抗生素的作用,具有杀菌能力。

在古代,伤寒、痢疾、肠胃炎、麻风、急惊风、腮腺炎、皮疹等细菌造成的疾病流行之时,医生总能加以扑灭。百姓逢遇某种疫症流行,皆能化险为夷。那么可以说,中华民族得以繁衍昌盛,中国植物性药物在其中起着重要作用。

在很多古籍中,都有与药相关的一些记载。如经文中就有"药"这个字,《诗经》《山海经》这些典籍里也都有药用植物和药用动物的记载。

西汉时已经有药学专著《药论》,西汉晚期已经用"本草"一词指代药学专著。张骞在出使西域时,把边远地区的麝香、羚羊角带入内地,这样就促进了本草学的发展。东汉末年,出现了我国现存最早的药学专著《神农本草经》。该书是集体创作的结晶,它系统地总结了汉代以前的药学成就,对后世本草学的发展具有十分深远的影响。

魏晋南北朝时期，最重要的本草著作是陶弘景的《本草经集注》，收载的药物达到730种，同时期雷敩编写的《雷公炮炙论》，收入了300种药物的炮制方法，是我国第一部炮制学专著。

到了唐朝，长孙无忌组织苏敬等23人编写了一部重要的本草著作《新修本草》，里面收载药物达844种，该著作可以说是中国第一部药典。

著名的本草著作《开宝本草》成书于973—974年，收载药物达到983种。在宋代，朝廷还在开封设立了"医药和剂局"和"惠民局"，后来把这两个局所使用的处方编成了一本书《太平惠民和剂局方》。

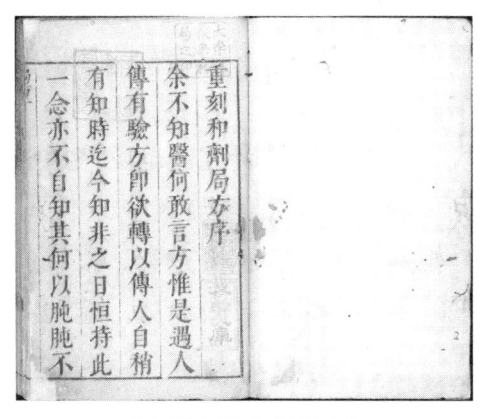

《太平惠民和剂局方》

10世纪前后，阿拉伯人到我国福建泉州"互市"，就是以阿拉伯的货物来交换中国的货物。此时，中药开始传入阿拉伯国家，进而传入欧洲。

元朝时马可·波罗在中国做官，遍游全国，回国时，

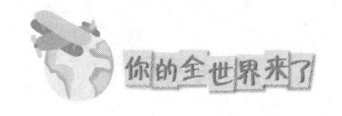

带走了大量的中药。

到了明代，1505年，刘文泰等人编修完成《本草品汇精要》，收载的药物达到了1815种。这是明代唯一一部大型官修本草。1578年，李时珍历时30年，编成了《本草纲目》这部历史巨著，书中收载药物1892种，集16世纪以前药学之大成，17世纪初该书便远传海外。

清乾隆时期也有欧洲的植物学家来中国，搜集中国药物种子带到荷兰、瑞士种植。清代研究本草之风盛行，本草著作众多，约有400种，如《本草求真》《本草备要》等。清代医学家赵学敏还编写了《本草纲目拾遗》，收载药物921种，其中新增的药物就有716种。

到了近代，出现了一批适应教学和临床应用的中药学讲义，比较有名的有浙江兰溪中医专门学校张寿颐先生的《本草正义》等。

到了当代，对于本草的研究更是突飞猛进，《中药志》《全国中草药汇编》《中药大辞典》《中华本草》《中华人民共和国药典》相继问世，内容更充实，收载药物更多。可以预见，未来的中药学必将方兴未艾，蓬勃发展。

17 医药中的葡萄酒

一提到葡萄酒,人们就会想到它美容养生的神奇功效。红葡萄酒的抗衰老功能源于酒中含有超强抗氧化剂,其中的SOD能中和身体所产生的自由基,保护细胞和器官免受氧化损伤,避免肌肤产生斑点、皱纹,令肌肤恢复美白光泽。所以葡萄酒被称作"可以喝的面膜"。

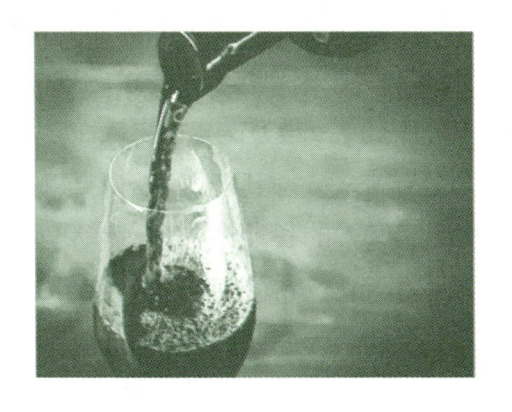

一般认为,葡萄酒起源于六七千年前的美索不达米亚平原及高加索地区,是用新鲜的葡萄或葡萄汁经完全或部分发酵而成的酒精饮料。

后来葡萄酒传入埃及,在古埃及法老王时代,尼罗河岸的葡萄种植与酿造技术已趋于成熟,并发展成为一门独立的学问。流传至今的金字塔内的浮雕描述着葡萄种植与酿造的整个过程。

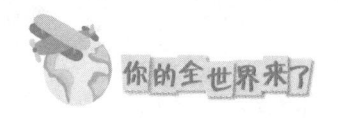

最初，葡萄酒的重要性只表现在祭祀方面。因为在古埃及这个阶级严明的社会，葡萄酒只有在法老宫廷和富商的宴席上才喝得到，一般的百姓少能饮用。公元前1500年，欧洲的航海家们从尼罗河三角洲带回了葡萄，并开始酿造葡萄酒。在所有古老的文明里，酒最初都和祭祀有关，因为喝酒能改变人的意识，因而被视为一种神圣的行为，能够使人更接近神灵。

古希腊人认为稀释葡萄酒有助于避免酒醉，因此人们会将酒稀释，通常葡萄酒和水的比例是1∶2或1∶3；他们还在葡萄酒中加入蜂蜜，将葡萄酒变甜后饮用。

有些地方，葡萄酒不仅是象征高贵的饮品，还是一种妙不可言的"长生药"。西方医学鼻祖希波克拉底视葡萄酒为具治疗性的药品，认为其能够促进身体健康。他和弟子把酒兑上水治疗病人的长期性头疼、消化不良、水肿和失眠等。至于纯葡萄酒，希波克拉底认为可以用它来治疗坐骨神经疾病，而且认为病人应当"喝葡萄酒，一直到淌鼻血为止"。

由于发酵后的葡萄汁具有轻度麻醉作用，当时的医生们便在接生或手术时，用它来模糊病人的意识，以减轻病人的疼痛。

古罗马的"角斗士医生"盖伦曾把含葡萄酒的绷带敷在重伤病人的伤口上。后来，战胜了中世纪传统医学的医生帕拉塞尔苏斯发展了这种清洗伤口的方法，从而淘汰了几百年来用小便清洗伤口的方法。

医药来了

　　古代的另一项发明是，用掺有草药和调味品的药用葡萄酒治疗特殊的器官疾病。约翰·彼得·弗兰克是一位倡导以维护环境卫生来提高公众健康水平的理论创立者。他在1794年出版的著作《疾病的治疗》中，虽然仍把葡萄酒作为一种药物，但没有深入地说明葡萄酒适用于治疗哪些病症。他知道葡萄酒主要可以强身健体，他的观点与他同时代的另一位医生克里斯托夫·威廉·胡费兰相同。胡费兰在著作《延年益寿的艺术》中把葡萄酒评价为治疗体虚、疲倦、沮丧和眩晕的"最有效的强身振奋药物"，而葡萄酒"治病的效果总是不理想"，所以"适用于无医嘱的情况"。

　　据专家介绍，树龄在25年以上的葡萄树树根在地下土壤里扎得很深，相对摄取的矿物质和微量元素也多，以其果实酿造出来的葡萄酒最具营养价值。

　　葡萄酒中含有多种氨基酸、矿物质和维生素等，能直接被人体吸收。因此，葡萄酒对维持和调节人体的生理机能有良好的作用，尤其对身体虚弱、患有睡眠障碍者及老年人的效果更好。

18 天然抗生素——大蒜

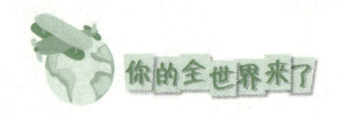

大蒜是多年生草本、浅根植物，无主根。它的原产地在西亚和中亚，汉代张骞出使西域时将其带回国内，至今已有2000多年的历史。

其实，大蒜不只是一种食材，它也具有一定的药用价值。中医认为，大蒜性温、味辛辣，具有下气、除风、消毒等功效。大蒜没有任何副作用，是人体循环系统及神经系统的天然强健剂，而且自古就被人们当成天然杀菌剂，有"天然抗生素"之称。

在中国，素有"大蒜上市，药铺关门"之说。李时珍在《本草纲目》中称大蒜"其气熏烈，能通五脏，达诸窍，去寒湿，辟邪恶，消痈肿，化症积肉食，此其功也"。

不仅在中国，在世界其他地方都有把大蒜作为药物的做法。古希腊医学之父希波克拉底就极力推崇食用大蒜防病治病。在奥林匹克发祥地希腊，那里的运动员也通过吃大蒜来增强耐力。恺撒大帝远征时，命令作战的士兵每天都吃大蒜，以增强体质来抵抗瘟疫。古印度人还相信吃大蒜能使声音变洪亮。古埃及法老为增加奴隶的力气，预防他们得病，也给他们吃大蒜。

后来人们发现了大蒜的更多功能。第二次世界大战末，许多美国和苏联士兵口袋里都装满了大蒜。那时苏联

医药来了

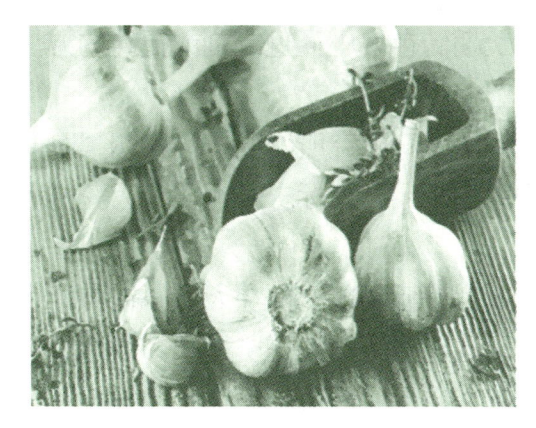

大蒜

正处于饥荒中,士兵口袋中除面包外,大蒜和洋葱是他们最主要的配给品。

最早证实大蒜能杀灭革兰氏菌的是美国人。实际上,在大蒜中起杀菌作用的是大蒜素,它具有挥发性气味。大蒜素对化脓性链球菌、葡萄球菌、脑膜炎双球菌、痢疾杆菌、伤寒杆菌、副伤寒杆菌、大肠杆菌和霍乱弧菌等有杀灭作用。大蒜进入人体后,大蒜素能与细菌的胱氨酸反应生成结晶状沉淀,破坏细菌的繁殖和生长。所以说大蒜是绝佳的天然强力抗菌剂,长期食用能预防感冒以及各种细菌感染。同时,大蒜素还可抑制肠胃病菌,帮助保健胃肠,刺激胃肠黏膜,促进食欲,加速消化。此外,大蒜素还可促进血液循环,从而达到预防血栓、高血压的目的。

研究发现,把蒜头捣碎可使大蒜里的蒜酶激活并释放出来,从而产生大量的大蒜素。但是人们发现,大蒜液于25℃下密封存放四天时,其杀菌效果明显下降,说明新鲜

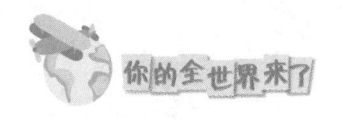

大蒜液不可长期储存，应通过制剂或提纯的方法来改变其稳定性。

后来，德国大蒜研究所发明了一种叫"时间晶体"的全蒜提取物生物制品，这标志着人类对大蒜的利用又取得了新进展。

在美国，大蒜素制剂已排在人参、银杏等保健品中的首位，它的保健功能可谓妇孺皆知。其杀菌作用可进一步用于医疗领域，应用前景很广。

在我国，许多企业利用高科技对大蒜进行深加工，制成大蒜功能食品、大蒜风味食品、大蒜休闲食品及大蒜保健品等。

大蒜虽然药用价值很高，但是不能大量食用。大蒜对眼睛有刺激作用，容易引起眼睑炎、眼结膜炎。大蒜也不宜空腹食用，因为其具有较强的刺激性和腐蚀性。胃溃疡患者和头痛、咳嗽、牙疼等患者，也不宜食用大蒜。

19 动物药

动物药是天然药物之一,世界卫生组织(WHO)认为21世纪是动物药研究的世纪。动物药在我国的利用,很早就有记载。约在3000多年前,中国就开始了对蜜蜂的利用。而牡蛎的养殖最早也见于中国,其历史有2000多年。

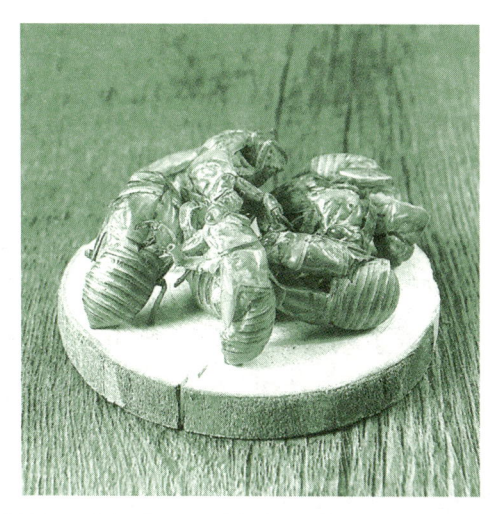

蝉蜕是一种很常见的动物药,是蝉羽化时脱落的壳

明代李时珍编著的《本草纲目》中收载药物1892种,其中动物药444种(一说461种),约占四分之一。

当今常用的《中药大辞典》共收载药物5767种,其中动物药740种,含200多种临床常用的动物药。如我们

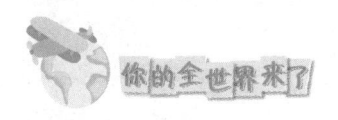

熟知的牛黄、犀角、羚羊角、珍珠、鹿茸、熊胆、琥珀、玳瑁、麝香、猴枣、马宝、蛇胆、海狗肾、蛤蚧、白花蛇、海马、海龙等。

中国的药用动物种类繁多，资源丰富。按入药的部位来划分可分为：

（1）全身入药的，如蝎、蜈蚣、海马、地龙、白花蛇等。

（2）部分组织器官入药的，如虎骨、羚羊角、鸡内金、海狗肾、乌贼骨等。

（3）分泌物、衍生物入药的，如麝香、蜂王浆、蟾酥等。

（4）排泄物入药的，如五灵脂、望月砂等。

（5）生理、病理产物入药的，如紫河车（人的胎盘）、蛇蜕、牛黄、马宝等。

按药用动物的物种来划分，现在可知能作药用的动物有900多种，跨越了动物界中的8个门类（按近代对动物界的分类，可达11门），从低等的海绵动物到高等的脊椎动物都有；从地域看，从东到西，从南到北，从高山到平原，从陆地到海洋均有分布。

在我国，海洋药用动物从种类到数量都很丰富。在药用动物驯化、养殖方面，不少药用动物已变野生为人工养殖，如人工养麝，活体取香；鹿的驯化和鹿茸的生产；蛤蚧、金钱白花蛇、蝎、地鳖虫、河蚌等的人工养殖；人工养熊，活体引流胆汁；人工培育牛黄、羊黄等。

医药来了

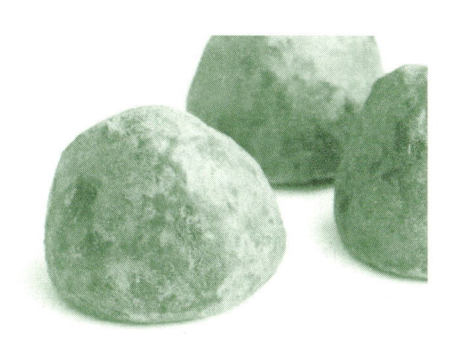

牛黄

动物药不仅历史悠久,而且往往具有独特的疗效,对人体的神经系统、免疫系统、循环系统都具有一定治疗作用,对肿瘤也有一定的疗效。因此,动物药成为医药学宝库中重要的组成部分,常用于治疗癌症、妇科病和其他疾病。

我们知道,动物药的活性成分有作用强、使用剂量小、疗效显著而专一等优点,而且其毒副作用小,来源广泛。所以动物药在防病、治病中,一直被看好,前景远大。现在,随着科技的发展,动物药提取制剂有了一定的发展,如研制出了人工牛黄、新阿胶、犀角代用品等。

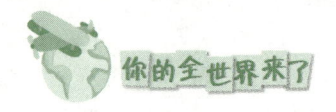

20 作为食物和药物的蜂蜜

喜爱甜食是人的本能,所以蜂蜜是人们最早找到的食品之一。这一点从考古人员发现的壁画就可以看出,壁画上有当时采集蜂蜜的场景:在一个陡峭的山崖上,垂下一些粗茎,一个人正抓着粗茎爬到峭壁凹处的蜂巢前面,一群被激怒的蜜蜂在周围飞舞。这是在西班牙巴伦西亚比科尔普附近的一个洞窟里发现的一幅壁画。

20世纪70年代,人们在津巴布韦山区的壁画上,也看到了类似的场景:猎蜜人将火把举向蜂巢,熏逐蜜蜂。

在很多古籍中,蜂蜜被称为"甜蜜的药"。古代印度人认为大量食用蜂蜜可以达到美容和强健身体的功效,他们将蜂蜜和牛奶列为"延年益寿"的饮料,只有贵族才能喝到用蜂蜜调制的饮料。

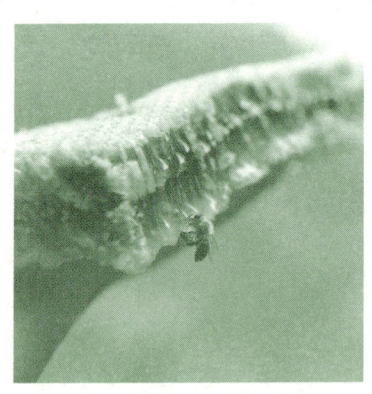

蜂巢中的蜂蜜

对于古罗马人来说，蜂蜜更是被尊为"特别的生命液体"，神话中的大神宙斯就是吃蜂蜜和山羊奶长大的。

在古埃及，蜂蜜除了用来做甜味剂、饮料和食品之外，住在尼罗河两岸的居民还用它来做药膏，治疗眼疾、皮炎和处理伤口等。

我国文献中最早有关养蜂的记载大概出现在公元前3世纪左右。西晋皇甫谧所著《高士传》一书中，载有一位叫姜岐的隐士，其以养蜂为业，还招收徒弟传授技艺。这是关于我国第一位养蜂专家的文字记载。

众所周知，我国最早的本草著作《神农本草经》里收录了365味药材，并将它们分为上品、中品、下品三类，其中蜂蜜、蒲黄、蜂蜡、蜂子被列为上品。

明代大药学家李时珍著的《本草纲目》中，对蜂蜜医治疾病的功效也有概述。

明清时期的《天工开物》一书中，更是对养蜂技术有了记载，其中记载的捕捉蜜蜂的方法更加多样，除了用蜜引诱外，还有"撒酒糟香而招之"等。

1913年，美国考古学家在埃及金字塔中发现了一坛蜂蜜，经鉴定这坛蜂蜜已有3000多年历史，至今仍未变质，也没有干燥结块，仍可食用。专家考究，发现蜂蜜是一种饱和的高渗高糖溶液，细菌和其他微生物在高渗透压的蜂蜜中，细胞体内的水分会被"吸走"，最后脱水而死。同时，蜂蜜的pH介于3到4.5之间，而大多数细菌生长繁殖的适宜pH在7.2到7.4之间，蜂蜜的酸度可杀死存留在

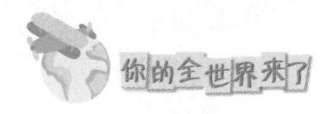

内部的细菌。

现代医学认识到,蜂蜜中含有特殊疗效的成分,如抗菌性物质,传递神经兴奋的乙酰胆碱以及人体不可或缺的矿物质、微量元素和氨基酸等。

另外,蜂蜜对治疗胃肠疾病、肝胆疾病、卡他性疾病、咳嗽、流涕、痉挛等都有帮助,还能提高机体的免疫力。

国际养蜂工作者协会联合会曾宣布每年的5月20日为世界蜜蜂日,这是以斯洛文尼亚养蜂先驱安东·兹尼的生日确定的世界纪念日。

21　蛇毒与药

如果对蛇完全没有了解的话，那最开始接触的一定是属于它的故事。中国寓言故事《农夫和蛇》里讲述，蛇是最没有良心的，它被人救了以后，却不知感恩，回头就把人咬了。在《克雷洛夫寓言》和《伊索寓言》里也有描述：见蛇不打，只能被吃掉。

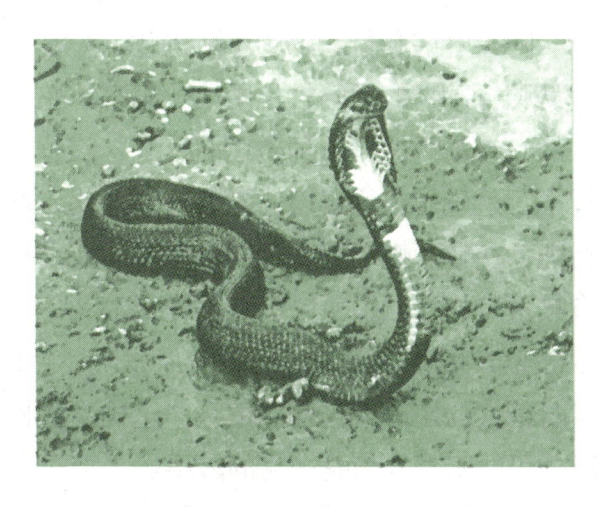

据爬行动物数据库记载，全球共有3000多种蛇，其中有毒的约占20%。毒蛇的头多为三角形，口内有毒牙，牙根部有毒腺，能分泌毒液，蛇尾短而细，与身体区分明显。无毒蛇的头部一般呈椭圆形，口内无毒牙，尾部逐渐变细。当然也有例外，不可一概而论。

蛇的毒液实际上是消化液。一些蛇的消化液的消化能

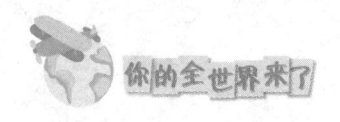

力很强，能溶解被咬动物的身体，所以表现出"毒性"。

不少人容易将"蛇"跟"有毒"联系到一起，而产生恐惧。由于蛇类中的毒蛇常伤人害命，让人望而生畏。它的外观有些狰狞，常常翻卷长吐着尖舌，人们一看到它，不是唯恐退避不及，就是欲除之而后快。其实蛇是不会主动对人发起攻击的，除非你让它感到不安。

从生物进化史来看，蛇在地球上出现的时间，比人类要早得多。30多亿年前，地球上开始有了最原始的生物；距今三四亿年前，地球上出现了最早的陆生动物，它们是爬行动物。随着这些爬行动物的不断进化，先是兽类和鸟类的祖先从爬行动物的原始种类中演化出来。蛇是从蜥蜴进化而来的。在蜥蜴的原始种类里面，有一部分在漫长的进化过程中，适应了新的环境，四肢逐渐退化，形成了一些新的特征，变成了蛇；另有一部分虽然四肢没有了，但由于没有具备蛇的特点，所以仍然是蜥蜴。

在中国猿人化石产地周口店，曾经发现了蛇的化石，这表明当时猿人与蛇有着密切的关系。这种生活和生产斗争的实践，可能正是人与蛇搏斗的故事。

事实上，蛇毒和蛇胆是珍贵的药材。以蛇为药治疗疾病的历史十分悠久，早在2000多年前的《神农本草经》一书就有记载。明代著名的医药学家李时珍在《本草纲目》中对蛇的药用功效也倍加推崇。

蛇毒有着很高的科研价值和药用价值。蛇毒中一般含有10~15种酶、多种非酶活性蛋白质或多肽、少量无机离

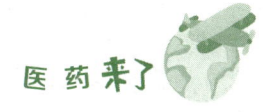

子和其他有机物质。因种类不同，蛇毒的毒性物质组成成分和酶活性成分及其功能也相应有别。

　　现在，蛇毒已经成为提炼药物的重要原材料，有些蛇毒价值不菲，甚至比黄金还要贵上十几倍甚至成百倍。蛇毒可以用来制备各种抗蛇毒血清，用来治疗各种毒蛇咬伤。蛇毒经过加工可制备多种药物，如促进凝血作用的止血药和抗凝血作用的溶栓药等。蛇毒制剂作为临床治疗多种顽疾杂症的良药，在医药上的应用越来越多。

22 矿物药

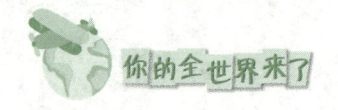

顾名思义，矿物药是以矿物为主的药材，包括大量无机矿物、少数自然产出的有机矿物（如琥珀、天然沥青等）以及人工制品。

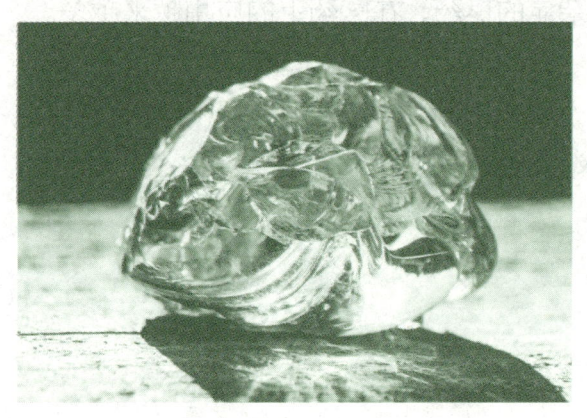

琥珀

根据矿物药的来源、加工方法及所用原料性质不同等，可将其分为三类：第一类是原矿物药，指从自然界采集后，基本保持原有性状作为药物使用；第二类是矿物制品药，指主要以矿物为原料经加工制成的单味药，多配伍使用；第三类是矿物药制剂，指以多味原矿物药或矿物制品药为原料加工制成的制剂，中药制剂里的"丹药"就属于这类药。

矿物药多有泻下、利尿、滋养、兴奋、收敛等作用，

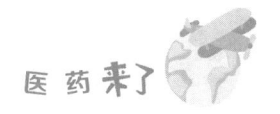

也用于治疗疥疮等疾病。

天王补心丸、朱砂安神丸这两种药大家都不陌生，其主要成分朱砂就来源于天然朱砂矿。加工时用磁铁吸净天然朱砂里的含铁杂质，用水淘去杂石和泥沙，再细加工成药用朱砂。早在《神农本草经》中，就有对矿物药朱砂的记载：养精神，安魂魄，益气明目。

矿物药同植物药、动物药一样，也是中医药宝库中的重要组成部分，但矿物药稀少，从而更显得珍贵。

据统计，从秦汉时期的《神农本草经》到清代的《本草纲目拾遗》，共记载矿物药417种，其中可药用的只有200种左右。现在仍在临床上使用的矿物药不是很多，如临床中医师熟知的芒硝配大黄可增强泻下作用，石膏配知母可增强解热作用，滑石配甘草可增强利水渗湿作用等。

正因为矿物药数量不多，且其中有些药毒性大，用之不当会出问题。因此，在应用时医师必须了解各类矿物药

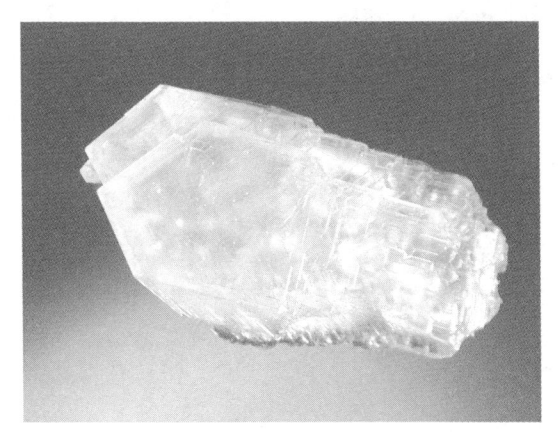

芒硝

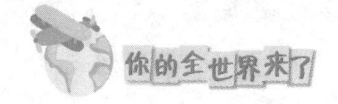

与西药合用时的配伍禁忌。矿物药用之得当，疗效可谓是事半功倍，有的甚至可以用"神奇"来形容。矿物药的相当一部分在古代本草学专著中被列为上品。《神农本草经》365味药中，有160味提及"神仙不老"，其中矿物药占相当一部分。例如：云母"久服轻身延年神仙"，玉泉"久服不老神仙"，石胆"久服增寿神仙"等。

秦始皇统一六国之后，派人率童男童女赴海外求取仙药。到汉武帝时期，求仙求药之举比秦始皇有过之而无不及，不仅令众人寻不死之仙药，还兴师动众炼丹炼金。而他们苦苦寻找的仙药，多为现在所说的矿物药。

如果说本草学是一个巨大的宝藏，那么，其中的矿物药则是一个地地道道的富矿，只是过去被我们有意无意地忽略了，将来我们一定能从中"挖掘"出更多的灵丹妙药。

23 古代帝王求的不老之药——丹药

丹药是在秦始皇统一六国后出现的,那时秦国国力强盛,秦始皇身边聚集了许多人才,其中就有来自齐、燕的儒生、方士。

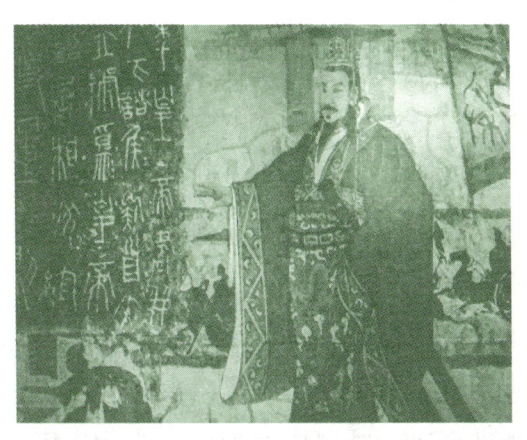

秦始皇画像

方士,即古代自称能访仙炼丹以求长生不老的人,后来又被称为道士或丹家。

这些来自齐、燕的儒生和方士,声称海上有蓬莱、方丈、瀛洲三岛,是神仙居住的地方,岛上有不死之药,服后便可长生不老。

始皇听了很动心,幻想成为长生不老的神仙,便派了韩佟等出海求不死之药。但韩终出海后再无下文,便又命

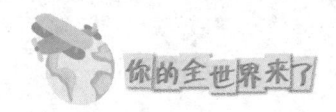

徐福造了大船，带了五百童男童女，花费了大量黄金，入海寻仙，结果仍未寻到。

到了汉武帝时，求仙问药更为时尚。汉武帝求仙数年，用了许多方士，又杀了许多方士，甚至把女儿也嫁给了方士。但是，不死之药仍旧没有得到，当然也不可能得到。

那时的丹药是由什么炼成的呢？它真能让人长生不老吗？

在最早的一部有关炼丹著作《周易参同契》中介绍了炼丹用的鼎炉以及当时所用的材料，如汞、硫黄、铅、胡粉（即铅粉）、铜、金、云母、丹砂等。从这些材料中我们可以看出，丹药中含有大量有毒物质，服用这样的丹药必然会中毒。

因服用丹药中毒而亡的还真不少，著名人物中有北魏道武帝，服用五石散后精神失常，最终死去；五代时梁太祖服方士所进金丹，结果眉发脱落、头背生痈，直到将死之时为颖王所杀；南唐烈祖服金石药患疽致死。

还有些人迷途知返，比如西晋著名的医学家皇甫谧因为服食丹石而得了一场大病，痛苦难忍，竟想自杀，后来他不再赞成服食丹石。唐代韩愈曾写文章宣传戒服丹石；宋代欧阳修在文章中也表示不服丹药；元代朱震亨和明代李时珍等人也都公开批判服丹药，并指明其害处。

历史上，炼丹道士可以称得上是最早的化学工作者了，连英国的李约瑟博士都承认，中国的炼丹家是化学事业的重要开拓者。炼丹派有一位重要人物——葛洪，他发明了硫的保存方法。

更为关键的是，古代的炼丹家，好多是医学家。比如寒石散、五石散、百宝丹等，都是他们"玩"出来的。

唐代名医孙思邈，活了100多岁，他在《丹经内伏硫黄法》一书中，就明确记载了硫黄的伏火之法。

到了明末，许多炼丹家开启了"草木"模式。他们认为世间一切草本，都可入炉炼化，比如各种梗、皮、叶、汁等都加入其中。这显然大大促进了中医药的发展。

还有更神奇的，我国古代的四大发明中，火药居然就是炼丹家的发明！早在唐朝就有火药的配方了。

15世纪前后，欧洲进入了炼丹的鼎盛时代，而我国早已接受了炼丹术的经验教训，从而研发了许多有用的无机药物，西方炼丹术的许多重要成就都比我国要晚很多。所以，我国不仅对植物药的应用走在了世界的前面，而且对纯度较高、技术较复杂的化学药品的制备，在相当长的历史时期内，也走在了世界的前面。

当然，历史发展的结果是淘汰了炼丹术，而迎来了本草学。

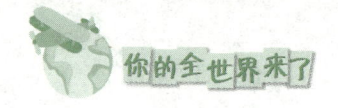

24 传统药物宝库中的瑰宝——民族药

民族药是我国传统药物的重要组成部分，它与中药具有平等的地位，民族药也是天然药物之一。

早在公元前3世纪，高原人就有了"有毒必有药"的医理。7世纪，松赞干布统一青藏高原，建立起强盛的吐蕃王朝。大唐文成公主入藏带去了大量的医学著作和医师。同时，藏王还请了印度、尼泊尔的医师入藏，结合高原古老的医学，编辑整理了大量的医学经典著作，其中最负盛名的是云丹贡布所著的《四部医典》。

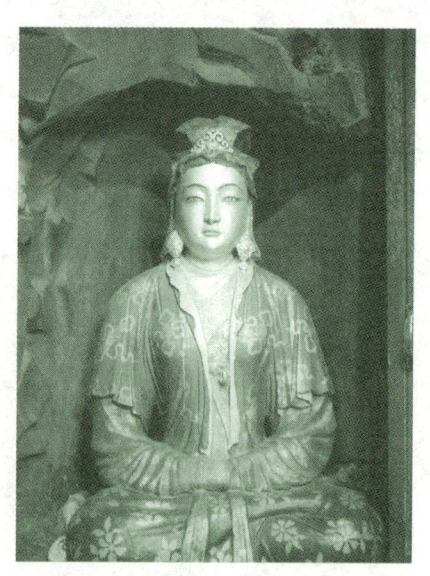

文成公主塑像

民族药之所以流传至今，是由于民族地区有着独特的自然条件和生活习俗，长期实践形成了对某些疾病独特的治疗经验。如草原游牧民族善于治跌打损伤和脑震荡，鄂伦春族对冻伤有独特疗法，高寒地区专长于治疗风湿病等。

民族药材约占全国药材资源总数的70%，全国约有民族药生产企业120家，民族药成药品种已有600多种，主要为藏药、蒙药、维药、苗药等。

蒙药专用药材在常用蒙药中约有140种，如文冠木用于清热消湿，治疗风湿、痹症等；沙棘用来止咳祛痰，活血化瘀；广枣用于心悸、心绞痛、心脏病的治疗；蓝盆花用于清肺热和治疗肝热病等。

藏药中的山莨菪为青藏高原特产，从中提取的山莨菪碱和樟柳碱，具有改善微循环的功能，可用于治疗各种中毒休克、眩晕等症；用藏花锚提取物制成的"急肝宁"和"乙肝宁"是治疗肝病的常用药；用藏茵陈等生产的成药"蒂达丸"、藏茵陈糖衣片、藏茵陈胶囊具有疏肝利胆之功效；以唐古特瑞香和麝香为原料生产的青海麝香膏、祖师麻注射液等中成药具有活血止痛的特效。

在新疆，经典维药祖卡木颗粒和复方一枝蒿颗粒是各大药店中最为常见的药物品种。特别是作为新疆独有品种的一枝蒿，2003年还被国家列为"防非典战略储备用药品种"。

在新疆维吾尔自治区中医医院，每天慕名前来诊治皮肤病、风湿病的患者不在少数。这些患者不少来自国内其

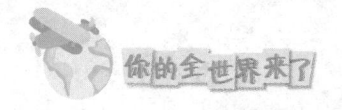

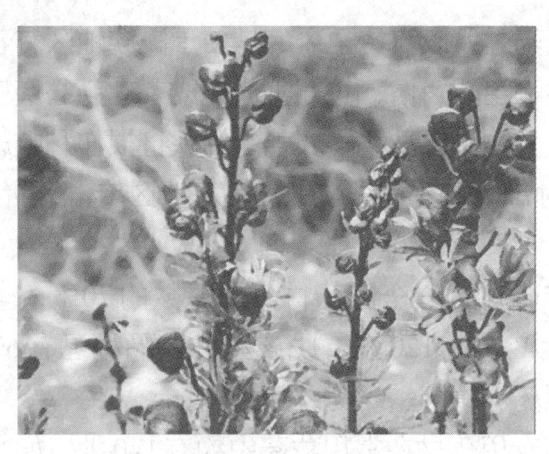

新疆一枝蒿

他省份或者中亚国家。他们不远万里求医，就是被维药的优势所吸引。

苗族医药可追溯到"神农尝百草"时期，西汉时更有"古之为医者曰苗父"的记载。苗药已有三四千年的历史。

民族药是有待开发的国宝。民族医药源于自然与民间，对常见病、多发病和一些疑难杂症具有独特疗效。在养生和保健方面，民族医药也有着独特的诊疗技术和理论依据，且疗效确切、费用相对低廉，值得被深度挖掘，让这些拥有特色疗效的药物，走出深山，走向全国，走向世界，发挥它应有的价值。

医药来了

25 金鸡纳、奎宁与抗疟疾药

据世界卫生组织统计,至今疟疾仍在全世界80多个国家和地区流行,每年约有60万人死于疟疾。让历史学家感到惊讶的是,有许多名人死于疟疾,如亚历山大大帝、伊斯兰教始祖穆罕默德、罗马皇帝特拉扬、西哥特人国王阿拉里克一世等。

中国的《诗经》《左传》中就有关于疟疾的记载。《黄帝内经·素问》里专有一篇《疟论》。古罗马时代和中国古代都不约而同地将疟疾命名为"瘴气"。

中国人治疗疟疾的历史可以追溯到2000年以前,西汉马王堆墓中出土的丝片里有青蒿治疗疟疾的记载。此后,葛洪的《肘后备急方》和李时珍的《本草纲目》中又有进一步的阐明。

众所周知,疟疾是由蚊子传播的,古代的蚊子肯定比现在的蚊子更猖獗。可以说,疟疾的历史与人类文明史一样长久。

1939年瑞士化学家保罗·穆勒发明了杀虫剂DDT后,大家兴高采烈,一致认为蚊子的末日到了,疟疾有治了。人们在撒丁岛和希腊使用DDT后,蚊虫造成的疟疾几乎绝迹。人们希望,随着DDT的广泛使用,将会出现一个没有蚊子的世界。然而,这一希望落空了,长期使用DDT

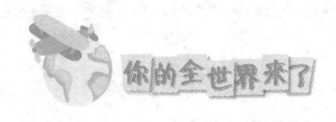

后，人们发现不仅蚊子以及疟原虫对DDT产生了抗药性，而且人类的健康也因此受到了严重威胁，环境受到了严重污染。1970年开始，世界各国逐步禁用DDT。

在17世纪的秘鲁首都利马，当地居住的印第安人在多年的生活和观察中发现了一种树皮，有疟疾病人无意中啃了它，病好了。他们因此断定这是一种医治疟疾的特效树皮，这种树皮就是金鸡纳树皮。

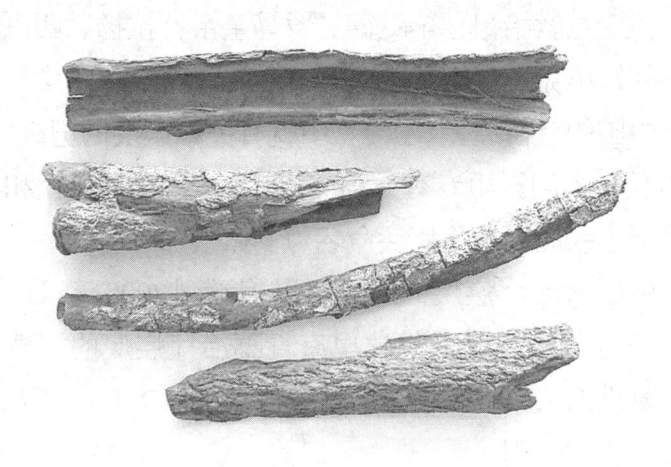

金鸡纳树皮

金鸡纳树属乔木，通常高3~6米，树皮呈灰褐色，较薄，裂纹多而浅。金鸡纳树的茎皮和根皮是提取治疗疟疾的有效成分奎宁的主要原料，当时的利马人把这种树称为"生命之树"。利马政府很重视这种治疗方法，要求秘方不许外传。

1820年，法国化学家佩尔蒂埃和药学家卡文图从金鸡纳树皮中分离出治疗疟疾的有效成分并将其命名为奎

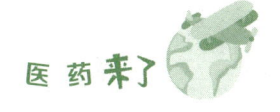

宁，从而使更多的疟疾患者获得了新生。

1944年，美国化学家伍德沃德与德林第一次成功人工合成奎宁。此后，科学家们对抗疟疾药不断改进，形成了以奎宁等为代表的芳烃、杂环甲醇类，以氯喹等为代表的4-氨基喹啉类，以及以阿莫地喹等为代表的杂环氨酚类抗疟疾药。这些抗疟疾药在人类防治疟疾方面起到了重要作用。

1969年，屠呦呦被任命为中药抗疟科研组组长，并确定了以中药青蒿为主的研究方向。屠呦呦在历经了无数次实验的失败后，1972年，成功从青蒿中分离出了青蒿素。2000年以来，青蒿素类药物成为世界卫生组织首选抗疟疾药物。

据数据显示，2000年至2022年，全球疟疾发病率下降28%，死亡率下降50%。在过去的20多年里，青蒿素作为一线抗疟疾药物，在全世界挽救了数百万人的生命，成为中医药送给世界最好的礼物。

26 鼠疫斗士——伍连德

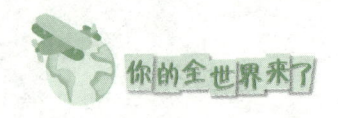

伍连德，1935年诺贝尔生理学或医学奖候选人，马来西亚华侨，公共卫生学家，医学博士，中国检疫、防疫事业的先驱。1910年东北鼠疫大流行时，受任全权总医官。

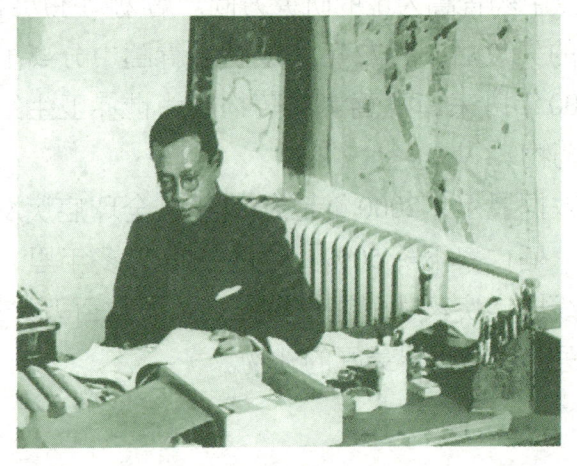

伍连德

1910年秋的满洲里，两个从俄国归来的矿工离奇死亡。短短十几天之后，一场突如其来的大瘟疫，横扫整个东三省。顷刻间，东三省成为疫情重灾区，多个城市均呈现疫情暴发之势，染病死亡人数急剧上升。这场烈性传染病病死率极高，几个月的时间，夺去了数万人的生命。

当时政府还没有专设的防疫机构，迫于疫情形势，清政府派出年仅31岁的伍连德作为全权总医官，急赴东三省。伍连德到达东北后，首先来到疫情最严重的哈尔滨傅家店，解剖了一具患者尸体，从中发现了鼠疫杆菌，同时得出结论，这次流行的是肺鼠疫。肺鼠疫并不像以往的鼠疫，它是通过人的呼吸和飞沫传播的。

确定病因和传播途径后，在缺医少药的条件下，伍连德采取了隔离防疫法。在伍连德的主持下，防疫措施全面展开。防疫人员将肺鼠疫病人、疑似病人及密切接触者分别隔离开来，同时将疫情中心傅家店和外界隔离。傅家店的防疫措施为整个东北作了一个表率。随后，黑龙江各地纷纷仿照傅家店模式，建立起防疫体系。清政府还在山海关设立检验所，凡是南下的旅客都要在此停留5日予以观察，以防鼠疫蔓延。

为防止疫情进一步扩散，避免人与人之间呼吸传播。伍连德设计了中国第一种防病毒口罩，两层纱布中间夹有药棉，后人称其为"伍氏口罩"。

疫情短时间内便得到了控制，但情况仍不乐观。伍连德发现症结出在尸体处理上，露天堆放的棺材和尸体方便了鼠疫杆菌的传播。于是，他又顶着巨大的压力做了一件有违当地传统习俗的决定"火化尸体"。

在传统观念下，焚尸简直不可想象，即便是生于海外的伍连德也不敢贸然挑战中国人的伦理观念。于是他上书朝廷，清政府三日后电报批复准许其依计划进行。

清宣统三年（1911）大年初一，中国大部分地区正在

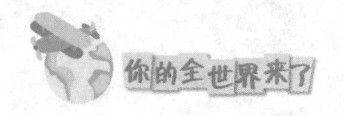

庆祝新春佳节，哈尔滨城北的公共坟场却是一片肃静，两百名工人把一百具棺木或尸体堆成一堆，一共堆了二十多堆，浇上煤油，随后在伍连德的带领下将不管是新近死去的还是已经腐烂的鼠疫患者尸体全部火葬。从这一天开始，傅家店不断攀升的死亡人数竟然下降了。

1911年3月1日，吞噬了6万多条生命的肺鼠疫历经数月，最终被控制。这是我国首次尝试采用现代科学防疫理念抗击传染病，并取得了令人瞩目的成绩。伍连德的防治措施堪称世界流行病学史的典范，也让中国防疫事业走向新的开端。

1926年5月，伍连德撰写的《肺鼠疫论述》出版，这部理论专著被誉为"鼠疫防治理论的里程碑"。

27 麻醉药

经历过外科手术的人都知道麻醉药在手术中的重要作用。如果没有麻醉药,手术很难顺利进行。

麻醉药是指可使患者整个机体或机体局部暂时、可逆性失去知觉及痛觉的药物。从这个定义上我们可以知道,麻醉药分为全身麻醉药和局部麻醉药。按照给药的方式不同,麻醉药又可分为吸入麻醉药和静脉麻醉药。

因为有了麻醉药,需要手术的病人在医治时,少了疼痛感。这个功劳首先要归功于华佗。东汉时期著名的医学家华佗利用中草药配制了一种可以使患者全身麻醉的药剂叫麻沸散,这一发明比西方要早1600多年。

19世纪中叶以前,西方曾经也出现过一些"土法麻醉",例如用冰水浸泡或淋洗手术部位使其冷冻麻木,或用力按压患处使之麻木,或让病人饮酒至大醉等,但是这些方法都不能有效地减轻病人的痛苦。

18世纪后半叶,英国化学家普利斯特里和法国化学家拉瓦锡发现了空气中的氧气,制造出了氧化亚氮,这就是后来用于麻醉的"笑气"。

1800年,戴维根据前人的实验理论加上自己的研究,完成了《主要涉及氧化亚氮和呼吸的化学和哲学研究》论文,也做了用氧气与氧化亚氮混合气体作用动物的实验,

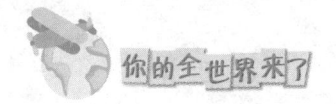

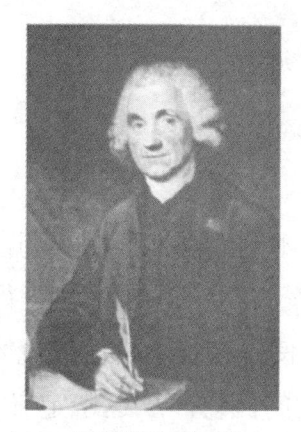

普利斯特里画像

为以后使用吸入型麻醉药与氧气混合使用提供了实验依据，为氧化亚氮发展成为麻醉药打下了坚实的基础。

1844年，美国化学家科尔顿在研究了笑气对人体的催眠作用后，带上笑气到各处作演讲，并作笑气催眠的示范表演。他的演讲让牙科医生韦尔斯想到了氧化亚氮可能具有麻醉作用。

1845年1月，韦尔斯在美国波士顿一家医院里公开表演在麻醉下进行无痛拔牙的手术，但失败了，因为他的麻醉剂用量不足。不过他的助手莫顿却坚信麻醉有一定的可信度。

莫顿决定采用乙醚来进行麻醉，他把狗放在一个玻璃罩内，里面放有乙醚，不久狗就渐渐地"睡"去了。他取走玻璃罩后的三分钟，狗醒了。他又用猫、鼠等动物做实验，得到的结果相同。

乙醚应用于外科手术后，使无痛外科手术得以实现。

乙醚出现以后，又出现了氯仿。氯仿没有爆炸危险，没有刺激性，有令人愉悦的气味，作用比乙醚强，只是氯仿毒性大，只在欧洲有所使用。1853年4月，英国维多利亚女王生第八个孩子时使用了氯仿进行无痛分娩以后，氯仿才被更多人所接受。

由于乙醚和氯仿都不是安全的麻醉剂，因此人们不断寻找更为安全的麻醉剂，于是乙烯于1908年被发现。

20世纪60年代，科学家又发现氟烷具有很好的麻醉和镇痛作用，很快将其发展成临床应用的一种吸入型麻醉药。

如今常用的麻醉药越来越多，按其应用来说，有麻醉镇静药物，如安定；麻醉镇痛药物，如吗啡、哌替啶等；吸入型全身麻醉药物，如乙醚、异氟醚等；静脉全身麻醉药物，如异丙酚、氯胺酮等；局部麻醉药物，如利多卡因、丁卡因、普鲁卡因、丁哌卡因、罗哌卡因等；肌肉松弛药物，如受体激动剂、拮抗剂毛果芸香碱和阿托品等。

直到今天，尽管局部麻醉药已应用于临床许多年，但仍没有一种令医生和病人都非常满意的麻醉药。

28 糖尿病与胰岛素

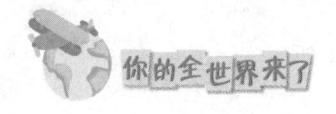

近些年，患糖尿病的人越来越多，我们常常可以看到，糖尿病患者除了吃药还有自行打针的情景。

数据显示，我国成人糖尿病患病率高达12.8%，同时糖尿病前期的患病率高达35.2%，这个数字还在不断增长。

糖尿病典型的临床表现有"三多一少"，即多尿、多饮、多食、体重下降，还伴有疲乏无力以及视力模糊等。若血糖控制不佳，可导致酮症酸中毒、失明、糖尿病足、中风、肾衰等急慢性并发症。

当前，我国18~29岁人群中处于糖尿病前期的已超20%。遗憾的是，年轻人大多对自身健康状况不了解，同时缺乏健康的生活方式。肥胖、高血脂、睡眠不足、喝甜饮、吸烟及吃饭太快等都是糖尿病的危险因素，存在上述习惯的人应定期监测血糖并养成良好的作息习惯。

胰岛素是治疗糖尿病的常用药物之一，人类接受胰岛素治疗糖尿病已有百年历史。人们发现，糖尿病患者尿中有糖，而尿糖的出现是由血糖水平升高引起的。19世纪，欧洲的两名科学家将一只狗的胰脏摘除，结果这只狗出现多吃、多喝、多尿、血糖升高和尿糖的症状。因此证实胰脏和糖尿病有关，胰脏可能分泌一种降低血糖的物质，但这种降低血糖的物质是什么呢?

19世纪后半叶,德国学者发现在胰腺中有许多小的、分散的细胞团块,它们像小岛一样分散在胰腺中,他将这些小岛称为胰岛。随后,一名比利时医生又发现胰岛可以分泌降低血糖的物质,随即将这种物质命名为胰岛素。

1921年,加拿大多伦多大学的生理学教授麦克里奥德和临床医生班廷一起从牛的胰腺中提取了胰岛素并进行提纯。随后给一名14岁的糖尿病男孩注射了这种胰腺提取物,令人高兴的是,男孩的血糖下降到了正常水平,尿糖症状消失。这一简单的治疗实验从此奠定了用胰岛素治疗糖尿病的基础。1923年,班廷和麦克里奥德两人获得了诺贝尔生理学或医学奖。

限于当时的条件,人们对胰岛素的结构并没有研究清楚。1925年,美国生物学家艾贝尔进一步制备出了胰岛素结晶,证实它的化学成分是蛋白质。

从1943年起,英国生物化学家桑格经过10多年的努力,终于在1955年弄清楚了牛胰岛素的分子结构:它由两条分子链组成,一条叫A链,一条叫B链,A链由21个氨基酸组成,B链由30个氨基酸组成。牛胰岛素属于多肽类化合物,是一种蛋白质类激素。凭借这一研究,桑格荣获1958年的诺贝尔化学奖。

在临床应用中,医学工作者发现,使用动物胰岛素后,人体会产生胰岛素抗体,进而影响治疗效果。针对上述情况,科学家们不断努力,实现了人胰岛素的化学合

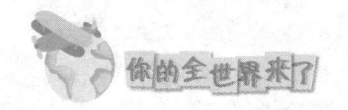

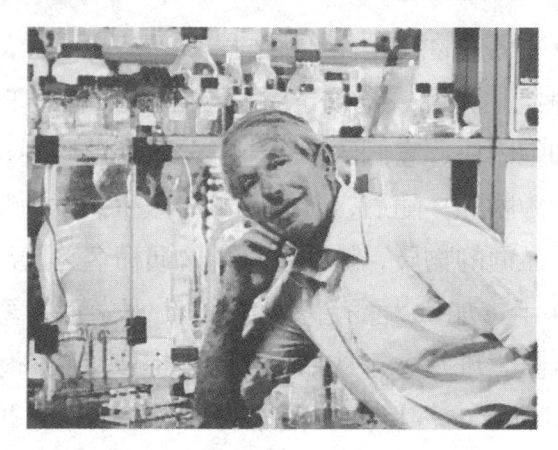

桑格

成。我国的科学家们在人工合成胰岛素工作方面走在了世界前列，于1965年首次人工合成了具有生物活性的结晶牛胰岛素而被全世界所瞩目。

1969年，英国化学家霍奇金和同事用X射线结晶学方法阐明了胰岛素立体结构。

随着基因克隆技术的发展，现在，人们已经成功利用DNA重组技术生产出人胰岛素，用于临床糖尿病的治疗。

29 药物发展史上的里程碑——青霉素

青霉素是人类历史上第一种抗菌药物,这一药物应用广泛,几乎可以说是家喻户晓。曾几何时,人们感冒发烧经常去打一针青霉素,当然打此针前需要进行皮试。

英国生物学家弗莱明发现了青霉素。他在第一次世界大战中作为一名战地医生,每天都要处理伤员,每天都看着病人死去,而且死去的人多半是由于伤口感染。他心里很痛苦,下决心一定要找出对付病菌的办法。

1928年,弗莱明在英国圣玛丽医学院担任细菌学讲师。他在几十个细菌培养皿中接种上葡萄球菌进行人工培养,待葡萄球菌大量繁殖后,再通过实验观察各种药物对葡萄球菌的作用效果,从中寻找杀死葡萄球菌最理想的药物。可过程并不顺利,实验接连失败。

一天早晨,他像平常一样来到实验室。他偶然发现,有一只细菌皿中的培养基发霉了,长出一团青绿色的霉菌。细心的弗莱明将这只培养皿放在显微镜下观察,奇迹出现了:霉菌四周的葡萄球菌死光了。弗莱明和助手一起小心翼翼地培养、繁殖这种霉菌,再把培养液加以过滤,滴到葡萄球菌中。几个小时后,葡萄球菌果然死光了。

后来,弗莱明又把霉菌培养液加10倍甚至100倍水稀释,杀菌效果仍然很好。接着,他又着手在动物身上做试

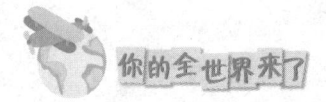

验，最后大获成功。他大喜过望，马上把这种青绿色的东西培养起来。因为它呈青绿色，所以就称其为"青霉菌"。

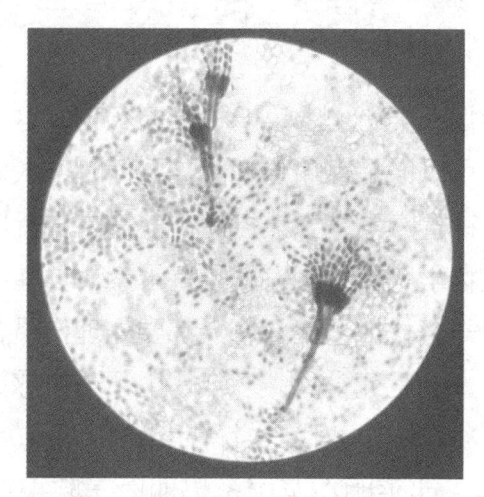

青霉菌

最后，弗莱明把他做过的实验结果一一列在纸上，并把这些过程写成了论文。在论文中，他把这种由青霉菌分泌出来的能够杀菌的物质称作"青霉素"。

但是由于青霉素性质不稳定，无法从液体培养基中提取出来，因而无法应用到临床中。

1938年，英国牛津大学病理学家弗洛里和德国生物化学家钱恩从期刊资料中找到了有关青霉素的文献。1939年，他们得到了英国和美国有关组织和基金会的支持。经过一年多的努力，弗洛里和钱恩终于提纯得到了青霉素结晶。

1940年，青霉素进入临床试验阶段，经过对五位受

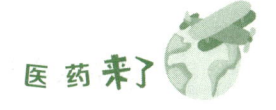

试者的临床观察，证明青霉素具有较好的抗菌效果。1943年，青霉素完成了商业化生产并正式进入临床治疗。青霉素对猩红热、白喉和脑膜炎等疾病都有明显的治疗效果。第二次世界大战中，青霉素大量生产，在战争中挽救了无数受伤士兵的生命，因此青霉素也被称为第二次世界大战期间最伟大的发明之一。

1945年，弗莱明、弗洛里和钱恩共同获得了诺贝尔生理学或医学奖。

注射青霉素为什么要皮试呢？虽然青霉素本身毒性很小，但也存在一些不良反应，如过敏反应、胃肠道反应、肝功能异常等。其中最主要的不良反应就是过敏反应，一般表现为头晕、恶心、皮疹、瘙痒、口齿四肢麻木、腹痛、哮喘、胸闷、心悸等，严重时还会出现血压下降、呼吸困难、发绀、昏迷、肢体僵直、抽搐，甚至死亡。

研究发现，青霉素过敏反应是由于药物半抗原进入人体后与体内组织蛋白结合成完全抗原，因而刺激人体产生免疫反应的结果。因此，为防止发生过敏反应，在使用青霉素前必须皮试。向皮肤内注射少量青霉素后观察30分钟，确认无异常症状发生后方能正常注射青霉素。

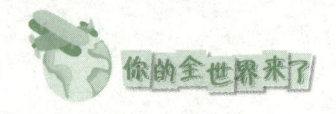

30 开创结核病治疗的新纪元——链霉素

肺结核是一种慢性传染性疾病，由结核杆菌引起，主要传播途径是呼吸道传播。正常人在接触肺结核病人后，若吸入肺结核病人呼出的带结核杆菌的飞沫，就有可能感染此病。肺结核是对人类危害最大的传染病之一，在进入20世纪之后，仍有大约1亿人死于肺结核，比如契诃夫、鲁迅、奥威尔这些著名作家都因肺结核而过早去世。此病曾肆虐全球，被视为"白色瘟疫"。

世界各国医生都曾尝试过多种治疗肺结核的方法，但是没有一种真正有效的方法，患上肺结核就意味着被判了死刑。

乌克兰裔美国微生物学家瓦克斯曼，是研究土壤微生物的专家，他一直注重杀菌物的研究。由于瓦克斯曼从前的学生从土壤中分离短杆菌素获得成功，使他从研究农业微生物转为研究抗生素。

1940年，瓦克斯曼和同事伍德鲁夫分离出了第一种抗生素——放线菌素，可惜其毒性太强，价值不大。1942年，瓦克斯曼分离出第二种抗生素——链丝菌素。链丝菌素对包括结核杆菌在内的许多种细菌都有很强的抵抗力，但是对人体的毒性也很强，没有实用价值。不过，在研究链丝菌素的过程中，瓦克斯曼及其同事开发出了一系列测试方法，对以后发现链霉素至关重要。

医 药 来了

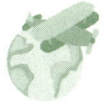

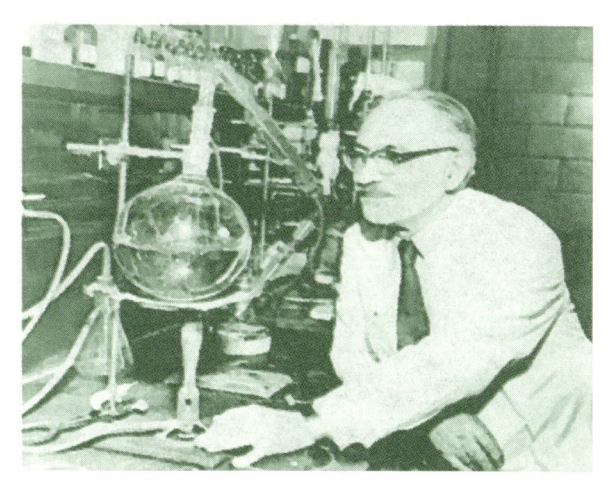

瓦克斯曼

链霉素是由瓦克斯曼的学生阿尔伯特·萨兹分离出来的。作为瓦克斯曼的博士研究生，他分到的任务是发现链霉菌的新菌种。在由地下室改造成的实验室里没日没夜工作了三个多月后，萨兹成功分离出了两个链霉菌菌株：一个是从土壤中分离出来的，一个是从鸡的咽喉中分离出来的。

这两个菌株和瓦克斯曼在1915年发现的链霉菌是同一种，但不同的是它们能抑制结核杆菌等几种病菌的生长。据萨兹说，他是在1943年10月19日才意识到发现了一种新的抗生素，即链霉素。

链霉素并非萨兹一个人发现的，而是瓦克斯曼实验室多年来系统研究的结果，主要归功于瓦克斯曼设计的研究计划，萨兹的工作只是该计划的一部分，所以说萨兹只是链霉素的共同发现者。瓦克斯曼最大的贡献是制定了发现

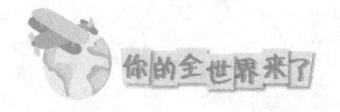

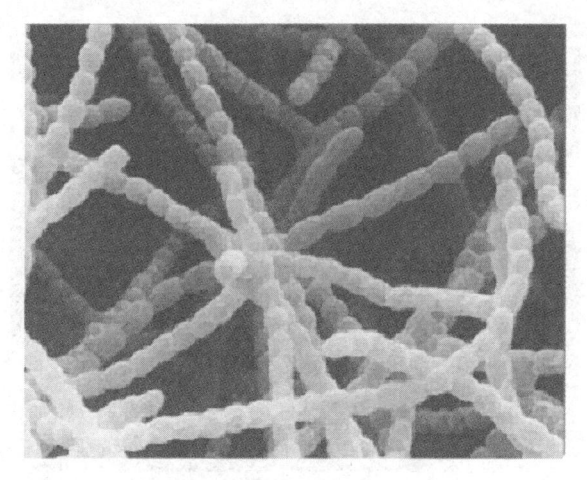

链霉菌

抗生素的系统方法，这个方法在其他实验室也得到了应用，因此他被一些人视为"抗生素之父"。1952年10月，瑞典卡罗林纳医学院宣布将诺贝尔生理学或医学奖授予瓦克斯曼，以表彰他发现了链霉素。

　　链霉素应用于临床已超过半个世纪，至今仍是一线常用的抗结核药物。

31 从第二次世界大战中走来的抗生素

抗生素也称抗菌素，是微生物的次级代谢产物，是一种在低浓度下具有抑制或杀死其他微生物作用的化学物质。

20世纪40年代以前，细菌感染是严重威胁人类健康的疾病，肺结核等成为致命性疾病。尤其在战争中，大量伤员死于伤口感染。

后来，弗莱明发现了青霉素，医生利用青霉素救治了一些患有败血症、心内膜炎等被认为绝症的伤员，轰动了医学界。青霉素也实现了大规模的工业化生产。继青霉素之后，链霉素、氯霉素、土霉素、四环素等抗生素不断出现。

抗生素被称为第二次世界大战中最伟大的发明之一，在人类治疗感染性疾病的进程中功不可没。在之后的半个多世纪里，抗生素被经常使用。

人们对抗生素的发现、使用和认识经历了一个漫长的过程：

1877年，巴斯德和朱伯特首先认识到微生物产物有可能成为治疗药物，他们发表了实验观察，即普通的微生物能抑制尿中炭疽杆菌的生长。

1928年，弗莱明发现了能杀死致命细菌的青霉菌。

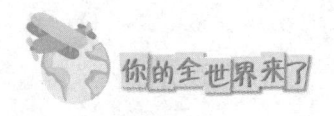

青霉素治愈了肺炎、脑膜炎等疾病，而且在当时没有发现明显的副作用。

1936年，磺胺的临床应用开创了现代抗微生物治疗的新纪元。

1943年，美国罗格斯大学发现了第二种抗生素链霉素，它可有效治疗另一种可怕的传染病——结核病。

1947年，氯霉素出现，它主要针对痢疾、炭疽病等，可治疗轻度感染。

1948年，四环素出现，这是最早的广谱抗生素。在当时看来，它能够在还未明确致病菌的情况下就可被有效地使用。如今，四环素基本上只被用于家畜饲养。

1956年，礼来公司发现了万古霉素，它被称为抗生素的最后武器。因为它有三重杀菌机制，不易诱导细菌对其产生耐药性。

20世纪80年代，喹诺酮类药物出现。和其他抗菌药物不同，它们可破坏细菌染色体，不受因基因突变而产生耐药性的影响。

因抗生素的误用和过度使用，久而久之，抗生素耐药性出现的速度开始加快，感染的预防和控制也越来越难。根据世界卫生组织新的全球抗微生物药物耐药性监测数据显示，在22个国家50万疑似细菌感染者中广泛存在抗生素耐药情况。如果人们对此放任不管，很容易加速超级细菌的产生。

如青霉素曾经频繁被用于治疗扁桃体发炎，其进入人体后会附着在病菌上，有效控制病菌的繁殖，对炎症的控

医药来了

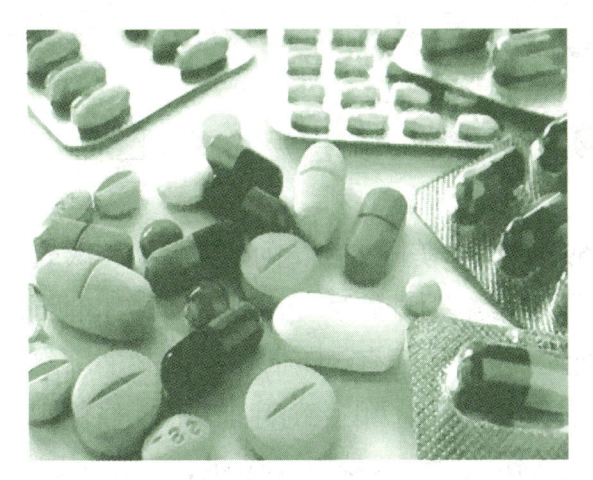

各类抗生素药物

制显现出立竿见影的效果。但是如果反复、频繁地用青霉素治疗扁桃体炎，久而久之病菌的特征会随药物的作用而发生改变，进而使人体对抗生素的敏感度下降，表现出耐药性。

人类发现并应用抗生素是一大进步，但随着抗生素在临床上的广泛使用，很快便出现了耐药性，不仅使抗生素的使用出现了危机，而且超级耐药菌的出现使人类的健康又一次受到了严重的威胁。

2015年起，世界卫生组织将每年11月的第3周定为"世界提高抗生素认识周"，提醒人们对抗生素的耐药性要有足够的认识。

因此，发展新型抗生素势在必行。

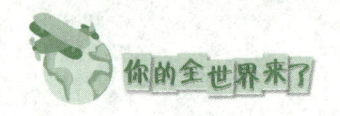

32 曾伴宇航员登月的阿司匹林

1969年7月，美国宇航员阿姆斯特朗首次成功登上月球，留下了人类在月球的第一个脚印。此次和他同行的，不只是其他两位伙伴，还有一样非常贴心的东西，这就是小药箱中的阿司匹林。用它可以治疗宇航员的头痛和肌肉痛。

提到阿司匹林，大家并不陌生，它在全球被广泛使用。阿司匹林作为一种解热镇痛药，如今已走进千家万户。阿司匹林与青霉素、安定一起被誉为医药史上三大经典杰作。

古埃及最古老的医学文献《埃伯斯纸草文稿》记录了埃及人在公元前2000多年以前就已经知晓了干的柳树叶子的止痛功效。

古希腊医师希波克拉底于公元前5世纪记录了柳树皮的药效，并给妇女服用柳叶煎茶以减轻妇女分娩时的痛苦。柳树皮这一神奇的功效被后来的盖伦等古希腊和罗马名医反复运用。

中国古人也很早就发现了柳树的药用价值。据《神农本草经》记载，柳之根、皮、枝、叶均可入药，有祛痰明目、清热解毒、利尿防风之效，外敷可治牙痛。但在当时，人们并不知道是柳树里的什么物质在起作用。

1827年，英国科学家拉罗克斯首先发现柳树含有一种叫水杨苷的物质。1828年，法国药学家亨利·勒鲁克斯和意大利化学家约瑟夫·布希纳终于成功地从柳树皮中分离提纯出了活性成分水杨苷。

十年后，另一位意大利化学家拉菲里·皮利亚从晶体中提取到了具有更强活性的化合物，并将之命名为水杨酸。从此水杨酸被广泛应用于退烧止痛。

1852年，法国蒙彼利埃大学化学教授查尔斯·格哈特首次发现了水杨酸的分子结构，并通过化学方法合成了水杨酸。

后来科学家们又合成了高纯度的乙酰水杨酸，并很快进行了动物和人体实验，通过了其对疼痛、炎症及发热的临床疗效测试。

1899年，合成的乙酰水杨酸化合物被正式命名为阿司匹林。自此，世界上伟大的药物——阿司匹林诞生了。

阿司匹林以其强大的功效和较小的副作用走进了千家万户，也走进了人们的心中。随着人类历史的发展，医药学科也在蓬勃发展，人们对阿司匹林的认识也在不断提高，它的其他功能也在被人们慢慢探究发现。

阿司匹林不仅用于治疗感冒、发热、头痛、牙痛、关节痛、风湿病等，还能抑制血小板聚集，用于预防和治疗缺血性心脏病、心绞痛、心肌梗死、脑血栓等。更让人意想不到的是，它或许还能够治疗或延缓阿尔茨海默病、帕金森病等神经退行性疾病。这还不够，它对某些癌症的预防和治疗也有一定的效果。

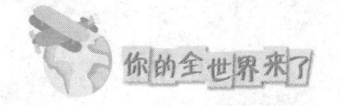

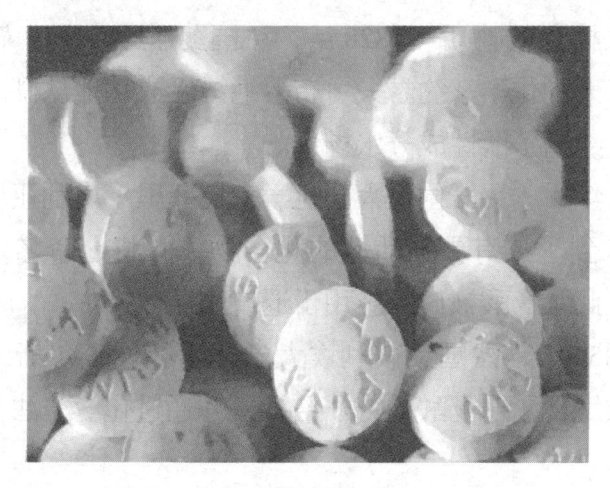

阿司匹林

2020年4月16日的《肿瘤学年鉴》发表了一项追踪有113项观察性研究的荟萃分析。结果显示，与不使用阿司匹林相比，经常使用阿司匹林可降低22%~38%的消化道肿瘤风险。

相信阿司匹林经过时间积累和时代变迁，将会继续为人类的健康保驾护航。

33　天花与牛痘

从前，有一种极流行的恶性传染病叫天花。天花是致命性疾病，它使人体出现脓疱并通过脓疱四处传播。当时，天花一经流行，死亡的人成千上万。中国古医书中虽有不少治疗天花的方剂，但天花即使治愈，身上、脸上都会留下凹陷性的"痘斑"，长江流域一带称其为"麻皮"，华南一带称其为"豆皮"，现在还可以见到有个别老人有痘斑留着。

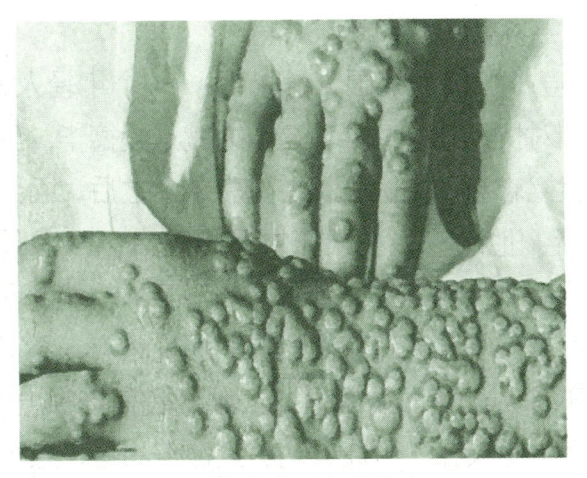

由天花病毒引起的脓疱

牛痘是一种发生在牛身上的传染性疾病，这种疾病是由牛痘病毒引起的。人感染牛痘病毒之后，会出现一些轻微的不适症状，但当人类在遭遇天花流行时，就具有了抵

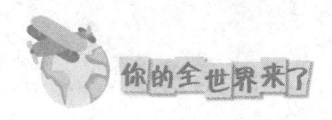

抗力。这是因为引起天花的病原体是天花病毒，它和牛痘病毒同属痘病毒科的正痘病毒属，所以它们具有相同的抗原性。

种痘的方法，说来话长，最初起源于中国，是将天花患者脓疱结的痂磨粉后种入鼻孔中，用这个方法后可免除天花的感染。换一个新名词来讲，就是免疫疗法，这实在是中国的一大发明。

两晋时期，著名的医药学家葛洪首先记录了天花传入中国的途径以及应急治疗的方法。宋代出现的"人痘术"，让人类看到了战胜天花的希望。后经康熙的推广，"人痘术"传到世界各地。但仍然没有人找到战胜天花的根本办法。

"人痘术"传入英国70多年后，一个年轻人的出现，终于找到对抗天花的武器，这个人就是爱德华·詹纳。詹纳从小就立志当一名医生，在伦敦求学之后，回到家乡开起了诊所。他比较关注天花方面的医案，一个偶然的机会，他接触到一群在牛奶场挤奶的女工。詹纳发现这些女工身上都有一些和天花病人类似的那种脓疱，经了解，这种脓疱不是人天花而是牛天花。她们长期接触患病母牛，从而患上了牛天花。可让詹纳感到惊奇的是，患了牛天花的女工再也不会得人天花了。詹纳看着这些脓疱，又联想到这些挤奶女工的故事后，产生了一个大胆的想法。

1796年5月，詹纳找到一名患牛天花的挤奶女工，用针从她手臂上的脓疱里取了一点脓液，随即沾到一个从未得过人天花和牛天花的小男孩胳膊上的伤口上。这个八岁的男孩从第四天开始，胳膊上的伤口处出现了一系列接种牛痘后的反应，但人却平安无事。

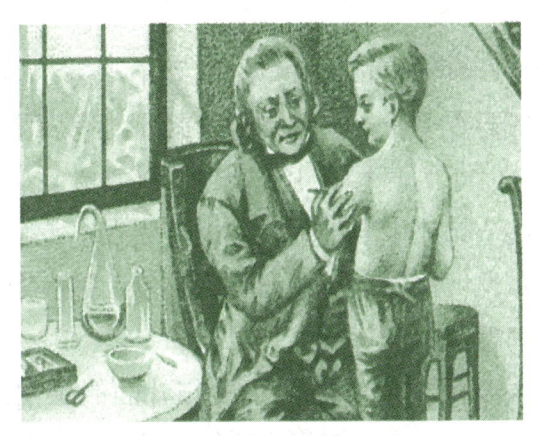

詹纳给小男孩接种天花病毒

为了验证接种牛痘是否能够抵御天花，六周后，詹纳对那个小男孩进行了天花病毒接种。经历了忐忑的等待，最后出现了他想要的结果，小男孩未出现任何感染天花的症状。

为了确认试验的有效性，詹纳先后对23人进行了牛痘接种试验，无一例外，全部获得了成功。

在詹纳的家乡伯克利，人们因为都接种了牛痘，再也没有出现过因患天花而丧命的人。从此，人类就用这一方法来对付天花。

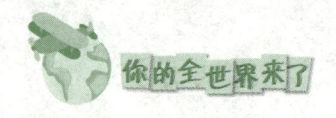

34 懒惰的寄生物——病毒

病毒是一种古老的微生物，广泛存在于海洋、土壤、空气中，只要有生命存在的地方，就可能有病毒存在。大多数病毒非常小，直径在10纳米到300纳米之间，5万个病毒排列在一起才相当于医用注射针头大小。病毒的出现可能早于人类，地球上首先出现的是单细胞生物，此时可能就出现病毒了。

病毒主要由内部的遗传物质和外面的蛋白质外壳组成。由于病毒是一类非细胞生物体，故病毒个体不能称为细胞，而称为病毒粒或病毒体。病毒粒有时也称病毒颗粒或病毒粒子，专指成熟的或结构完整的、有感染性的单个病毒。

1884年，法国微生物学家查理斯·尚柏朗发明了一种细菌无法滤过的过滤器，利用它就可以将液体中存在的细菌除去。1892年，俄国生物学家伊万诺夫斯基发现将感染了花叶病的烟草叶的提取液用烛形过滤器过滤后，依然能够感染其他烟草。于是他提出这种感染性物质可能是细菌所分泌的一种毒素。

1898年，荷兰微生物学家拜耶林克观察到使烟草感染花叶病的病原体只在分裂细胞中复制。由于他的实验没有显示这种病原体的颗粒形态，因此把它命名为病毒，也

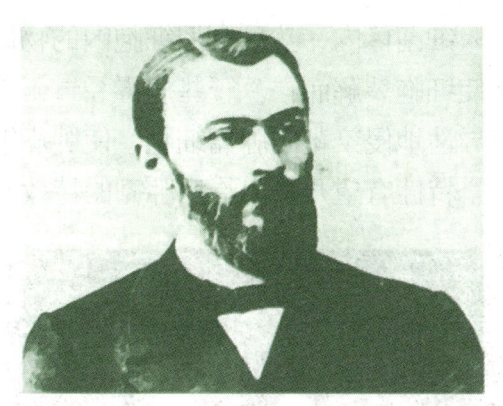

伊万诺夫斯基

就是烟草花叶病毒。1939年,科学家用电子显微镜第一次看到了烟草花叶病毒。

目前人类已知的病毒约有4000多种,而自然界中存在的病毒可能有几十万种。

虽然病毒不具有细胞的形态和特点,但它仍是由生命物质构成的,并且以核酸分子为遗传物质。地球上的细胞生物全都以DNA为遗传物质,而病毒则不同,有的使用DNA,有的使用RNA,甚至还有单链和双链的差别。相对而言,DNA的复制过程不太容易出错,因此DNA病毒相对稳定,不易变异。

天花病毒就是一种DNA病毒,不过最终被疫苗所消灭。而常见的流感病毒以及埃博拉病毒、艾滋病毒、冠状病毒等都属于RNA病毒。

20世纪早期,英国细菌学家发现了可以感染细菌的病毒,并称之为噬菌体。噬菌体本身就是一种病毒,它把

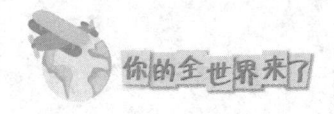

遗传物质注入细菌体内，然后利用细胞内的物质不断进行复制，最终使细胞裂解而亡。一些病毒经过工程化改造以后，可以特异性地侵染靶向肿瘤细胞，使肿瘤细胞破裂死亡，利用这个特性有望开发出治疗肿瘤的特效药。

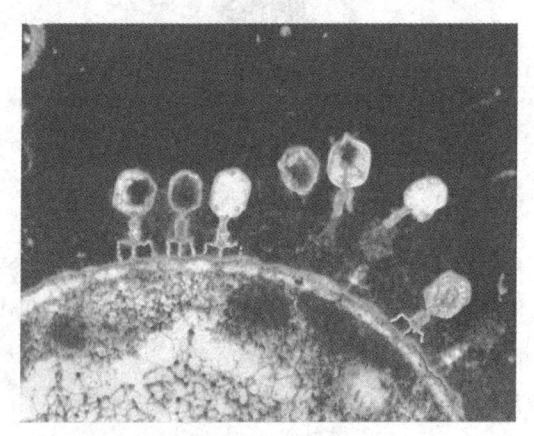

噬菌体侵染细胞

在我们的肠道里大约栖居着超过10万亿个细菌，它们构成了人们常说的肠道菌群。而有研究表明，人类肠道里病毒的数量比细菌还要多，它们除了帮助人类控制肠道菌群的平衡，可能也具有直接的益生作用。一些温和的病毒，比如鼻病毒，还能够锻炼我们的免疫系统不对轻微的刺激产生反应，从而减少过敏反应。

医药来了

35 伴着孩子第一声啼哭而来的疫苗

当宝宝带着第一声啼哭来到人间时,各种预防针就接踵而来,这些针剂就是疫苗。

疫苗是指为了预防、控制传染病的发生、流行,将各类病原微生物及其代谢产物,经人工减毒、灭活或利用基因工程等方法制成的用于预防接种的抗原制剂。

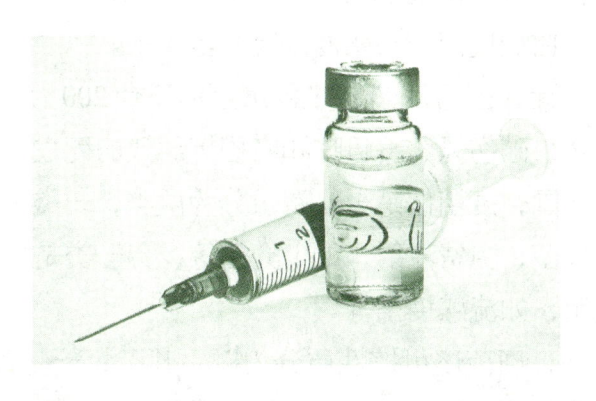

其实疫苗的防病原理可以这样理解:我们将病毒想象成一个穿着铠甲的坏人。开始,人体免疫系统这个警察,在多种多样的坏人中并不知道有穿这种铠甲的坏人,等到这个坏人开始在人体内搞破坏时,疾病已经发生了,再来抓这个坏人,也许后果已经很严重了。但如果我们先把穿着铠甲的这个坏人放到身体里,或者先把这个坏人的手脚绑起来,再放到身体里,然后告诉免疫系统警察,穿这个铠甲的都是坏人,见到就抓。免疫系统就知道了,下次再

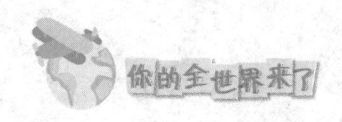

看到穿这个铠甲的坏人，就会第一时间把它消灭掉，不给它搞破坏的机会。

疫苗也是一种病毒或细菌，只不过是用人工手段降低了它的毒性，或者使它失去活性，或者使其破裂。但无论怎样处理，它的抗原成分都会被保留下来。当疫苗注射进入人体后，免疫系统会识别并产生抗体，当外界真的细菌或病毒入侵时，抗体就会第一时间将其清除。

1796年，史上第一剂疫苗出现，为牛痘疫苗，用以对抗天花。接着霍乱疫苗、炭疽疫苗、狂犬病疫苗、破伤风疫苗、白喉疫苗、伤寒疫苗等纷至沓来。

据估计，因为疫苗的接种每年能避免200万至300万例因白喉、破伤风、百日咳和麻疹等导致的死亡。

在我国，疫苗按是否收费可分为两类，一类是国家计划免疫疫苗，免费注射，如卡介苗等；另一类是自费自愿接种疫苗，如流感疫苗等。

另外，疫苗还可按性质分为以下几类：一是死疫苗，是通过理化的方法来杀死病原体而得到的产物，实际上是死的病原微生物。常见的死疫苗有流感疫苗、狂犬病疫苗、伤寒疫苗等。二是活疫苗，或称减毒活疫苗，它是由活的细菌或病毒在体外经长期培养获得的一些减毒的病毒或细菌的菌株，如鼠疫菌苗、卡介苗等。三是类毒素，是细菌的外毒素经甲醛脱毒后，保留原有免疫原性的预防用生物制品，如破伤风疫苗、白喉疫苗等。

按说接种疫苗后，就不会再患该种病，但事实并非如

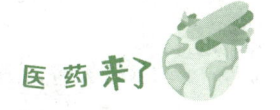

此。人的免疫力不同，有些人接种某种疫苗以后，不产生免疫力，或者是只产生很微弱的免疫力。还有一部分人会在某个时候发病，这既有疫苗本身的原因，也和每个人的精神状态、年龄、性别以及是否患有某些疾病等因素密切相关。绝大多数疫苗接种后，机体的免疫细胞能够及时发现外来入侵者，通过这些免疫细胞的相互"对话"而迅速作出反应，对入侵的微生物进行消灭和清除。

疫苗的作用是不容置疑的。英国医生爱德华·詹纳发明了对抗天花的牛痘疫苗，才使得天花这种传染病在地球上绝迹；脊髓灰质炎疫苗使全球小儿麻痹症发病率逐年下降；新冠疫苗大大降低了患者的死亡率和病情的严重程度。

如今艾滋病、埃博拉、出血热等的疫苗仍然在研究当中。相信随着科技的发展，越来越多的疾病能够通过接种疫苗来进行预防和控制。

36 维生素的发现

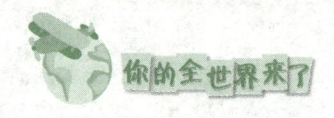

维生素，按字面意思理解，就是维持生命所必需的一类营养素。它的种类很多，如A、B、C、D、E、K等。这些维生素是如何被发现的呢？

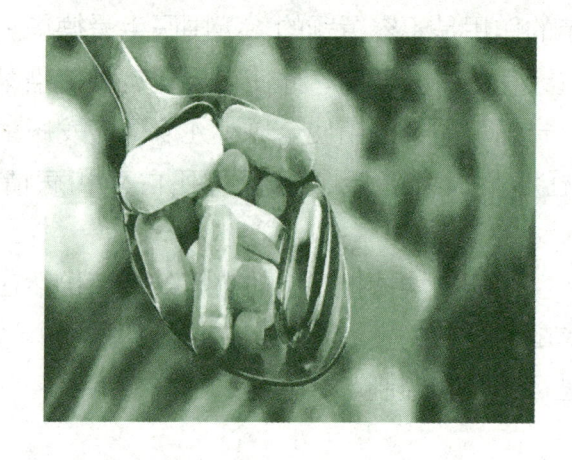

维生素一词最早是由波兰科学家卡西米尔·冯克提出的。1912年，冯克经过千百次的试验，终于从米糠中提取出一种能够治疗脚气病的白色物质，并将其命名为维生素，这种物质便是我们所熟知的维生素B1，但冯克并不是最早研究维生素的人。

维生素的发现虽然只有短短百余年，但人类对维生素的认识却始于3500多年前。

数千年前的古埃及，夜盲症在人群中蔓延，患者一到了昏暗环境或夜晚，视力就会很差甚至完全看不见。后来，古埃及人发现夜盲症患者若多吃水果、蔬菜、动物肝脏等，症状就会减轻甚至消失。当时人们不懂科学，把这归功于魔法。这是人类对维生素最早的朦胧认识，开始知道身体缺了某种东西就可能患病。

1880年，一位俄罗斯科学家用蛋白质、脂肪、碳水化合物、无机盐配合起来喂养小白鼠，小白鼠不久便死去。但如果再加上一些天然食物，小白鼠就生活得很好。从实验得知，仅靠上述四种物质很难维持动物的正常生长，还需要一类特殊的物质。十多年后，又有科学家证实，牛奶中含有这种物质。这是维生素学说的雏形。

也是在那个时期，荷兰医生艾克曼发现爪哇岛上有许多人患有脚气病，拿这些病人的剩饭去喂鸡，鸡也会患脚气病，而脚气病可以通过吃糙米来治疗。当时，艾克曼一度怀疑白米中含有一种毒素，而米的外皮中含有一种抗毒素。直到1901年才有人证明白米中并没有毒素，吃白米饭所引起的脚气病，是因为白米中缺乏某种物质而导致的，这种物质即维生素B1。这是维生素B1被发现的过程。

还有一种病叫坏血病，曾波及整个欧洲，在远航船队和海军部队中频现。患者全身无力，肌肉和关节疼痛难忍，牙龈肿胀出血。这种病一度使英法等国的航海业陷于瘫痪。大约从1601年起，医生们发现，这种可怕的疾病可以用橘子、柠檬来治疗。从那时起，海员们航海时，都会喝柠檬汁，以预防此病，柠檬甚至一度被英国海军定为

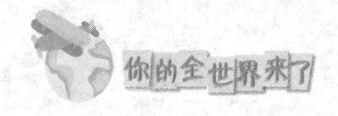

军需食品。在发明"柠檬疗法"之前，英国海军中患坏血病而亡的水手数以千计，而仅仅是因为柠檬，20多年后，坏血病就在英国绝迹了。人们对柠檬非常感激，当时，他们并不明白柠檬中有能预防和治疗坏血病的物质，这就是维生素C。

　　维生素的发现，意味着新药的出现。对于维生素缺乏症患者来说，补充维生素确实有治疗效果，但健康人群在正常饮食之外另行补充维生素其实是没有什么显著作用的。对于健康人群来说，补充营养的最佳方式是从天然食物中获取。

　　维生素对维持人体正常免疫功能来说必不可少，健康均衡的饮食就可以为人体提供所需的各种维生素，从而帮助机体筑起一道坚不可摧的防线。

37 伦琴与X射线的发现

X射线是一种能量形式,这种射线能穿透许多固体材料。我们用X射线来探视身体及机器内部,甚至用来治疗某些癌症。X射线是德国物理学家伦琴于1895年在工作中无意发现的,所以又被称为伦琴射线。

1895年11月8日,伦琴像往常一样在实验室里继续着阴极射线的研究,为了防止外界紫外线和可见光的影响,他把实验室的窗户用黑布遮好,又用黑纸将放电管包了起来,此时房间里一片漆黑。当放电管接上高压电后,伦琴发现在不超过一米远的小桌子上,涂有荧光物质氰亚铂酸钡的纸上发出了荧光,当切断电源时,荧光就会立即消失。氰亚铂酸钡只有在强光下才可以发出荧光,更奇怪的是,伦琴把纸屏反转过来,将没有涂荧光物质的面朝着放电管,屏上仍然发出荧光。

接着,伦琴找来不同的物品,包括书本、木板、铝片等,放在放电管和荧光屏之间。他发现不同物质的遮挡效果很不一样,有的可以挡住,有的就挡不住。这是一种不同于阴极射线的新射线,因为阴极射线本身没有特殊的穿透性,而且在空气中只能行进几厘米的距离。他猜测这可能是从放电管中发出了某种特殊的从来没有观察到的射线,这种射线有着很强的穿透能力,可穿过黑纸到达

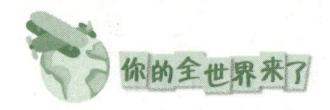

纸屏。

经过几个星期的研究,伦琴已经确认这是一种新的射线,但他没能搞清楚这种射线的本质,因此,就赋予它一个神秘的名字——X射线。

1895年12月22日,伦琴邀请夫人来到实验室,用夫人的手,拍下了第一张人体X射线照片。1895年12月28日,伦琴发表了具有历史意义的论文《一种新的射线——初步报告》。

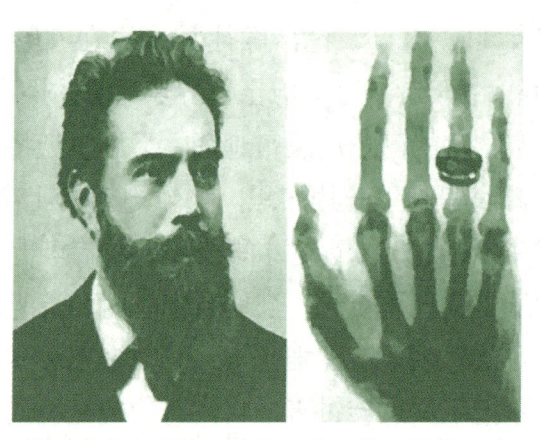

伦琴邀请夫人拍下的第一张人体X射线照片

由于X射线有强大的穿透力,能够显示人体骨骼、形貌和薄金属中的缺陷,在医疗和金属检测上有重大应用价值,因而引起了人们的极大兴趣。几个月以后,维也纳的医院首次用X射线对人体进行拍照。半年以后,英国出版了第一本研究X射线的专门杂志《X射线临床摄影资料》。

今天,X射线在医疗、晶体结构研究、金属勘测等方面发挥着巨大的作用。X射线由此被称为19世纪末20世

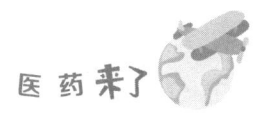

纪初物理学的三大发现之一，成为现代物理学诞生的标志，而伦琴也由此成为第一个诺贝尔物理学奖的获得者。

2017年10月27日，世界卫生组织国际癌症研究机构公布了致癌物清单，X射线和γ射线辐射在一类致癌物清单中（见下表）。

序号	英文名称	中文名称	确定时间(年)
107	Thiotepa	三胺硫磷	2012
108	Thorium-232 and its decay products	钍-232及其衰变产物	2012
109	Tobacco smoke, second-hand	二手烟草烟雾	2012
110	Tobacco smoking	吸烟	2012
111	Tobacco, smokeless	无烟烟草	2012
112	*ortho*-Toluidine	邻-甲苯胺	2012
113	Treosulfan	苏消安　曲奥舒凡	2012
114	Trichloroethylene	三氯乙烯	2014
115	Ultraviolet-emitting tanning devices	紫外发光日光浴设备	2012
116	Ultraviolet radiation (wavelengths 100-400 nm, encompassing UVA, UVB and UVC)	紫外线辐射（波长100-400 nm，包括UVA，UVB和UVC）	In prep.
117	Vinyl chloride	氯乙烯	2012
118	Welding fumes	焊接烟尘	In prep.
119	Wood dust	木尘	2012
120	X-and Gamma-Radiation	X射线、γ辐射	2012

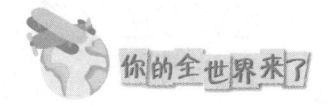

38 从同姓不婚到优生学说

优生，浅显地说，就是每个家庭都想拥有优质的宝宝。它起源于英国，意为"健康遗传"。

优生学是利用遗传学原理，来保证子代有正常生存能力的科学，它主要是研究如何用有效手段降低胎儿缺陷发生率。现阶段多利用B超，染色体、基因诊断等技术筛查和控制有先天性疾病的新生儿，以达到逐步改善和提高人群遗传素质的目的。

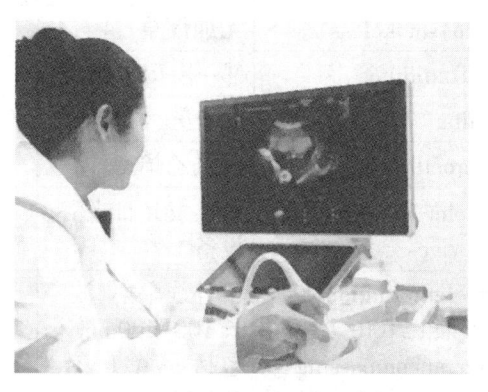

B超检查

1883年，英国人类学家高尔顿从研究植物的品种中发现种子的优劣不一。他进一步开始研究人种的优劣，认为优秀的人才配优秀的对象，生出来的子女一定是出类拔萃的。而夫妇一生的生活环境或艰苦或优裕，都能影响到下一代的智慧，于是首创了"优生学"这个概念，我们现在称之为"伪优生学"。

伪优生学传到德国，为纳粹党党魁希特勒所利用，他认定犹太人是最恶劣的低级种族，于是就放逐和滥杀犹太人。其实这只是希特勒的一个借口，他想借此侵略欧洲各国。

在中国历代文献中，其实早已涉及优生学理论。《论语》中提到择婿要选智慧的，选媳要选贤淑的，这就是从优生学的角度考虑的。还有《礼记·曲礼》中讲道："三十曰壮，有室。"指男性到了30岁正值壮年，可以成立家室，意思是男性早婚不宜。《周礼》上说："男三十而娶，女二十而嫁。"也是说男性早婚不宜。这都是为了下一代着想。

中国自古以来就有个说法，叫作"同姓不婚"，因为同姓，便可能有血统相连。春秋时期贤明大夫叔詹说："男女同姓，其生不蕃。"是说同姓的人结婚，子孙后代往往不能繁盛。照现代优生学说来讲，就是近亲结婚所生子女往往多病。

现在同姓不通婚的旧例早已被打破，同姓结婚的到处皆是。然而，总要留心，如果男女双方真有血缘关系，还是不可通婚。

关于胎教问题，古已有之。《女儿经》中写道："女子怀孕，佩美玉，玩美物，视美图，扶美童。"意思是女子在怀孕期间，一定要以美为主，那么生出来的孩子就眉清目秀、聪明智慧，将来就会比别人优秀。

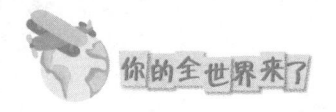

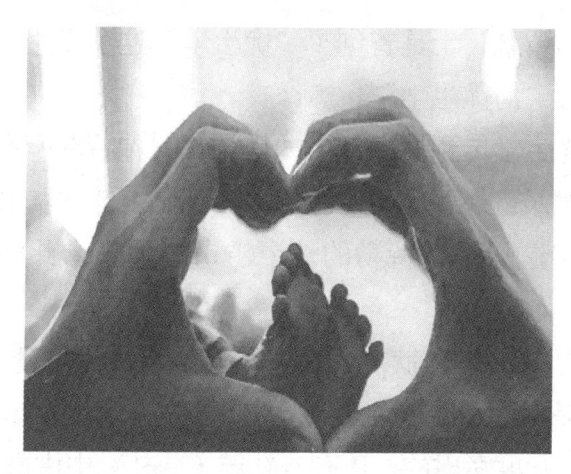

唐代文学家元稹说："未生胎教，既生保教。"即怀孕时要讲究胎教，生出来之后，就要讲究适当的早期教育，因为儿童时期的教育会影响他的一生。

从这些古籍里可以发现，中国人对优生学的研究要先于外国人。

现在大家都"望子成龙，望女成凤"，希望自己的子女能够成为对社会有用的人才，所以更应提倡优生、优育，甚至作为婚姻和家庭中一件最重要的事。

39 人体解剖学，一直就有

病理解剖学是近两三百年来的新学说。许多国家，往往有病人在临终前自立遗嘱，待死后将自己的尸体解剖，以明病源之所在。

我国古时早有此举。《黄帝内经》中就有丰富的关于人体解剖学知识的记载。此外，夺汉朝皇权的王莽，曾经将反对自己的人杀死后，派医师和屠夫一起仔细解剖并记录，以供医师参考。

三国时期曹魏大臣刘劭所撰《说略》中记载："汉末，有人得心腹瘕病，昼夜切痛。临终，敕其子曰：'吾气绝后，可剖视之。'"结果剖开后，发现一杆铜枪。这可以说是有关病理解剖最早的记载。汉代以后，仍有此类情况发生。这些都证明了古代中国的科学思想。

公元2世纪，盖伦曾在古罗马城堡中行医，他在墙上挂满奇形怪状的图画，这是盖伦探索身体奥秘的杰作。12世纪的波斯语著作《曼殊尔解剖学》中图画的理论来源正是盖伦的挂图。在医学历史上，盖伦是世界上第一个明确提出通过解剖来认识人体的人。

14世纪之前，因为伦理、宗教等原因，公开解剖人体被绝对禁止。直到1353年之后，医生们才被允许通过解剖实验来了解人体。

你的全世界来?

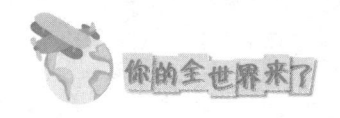

　　1537年，23岁的安德烈·维萨里来到意大利北部的帕多瓦市，开始担任帕多瓦大学的解剖课教师。当时解剖学课堂上使用的教科书依然是盖伦一千多年前的挂图，教师们只是照本宣科。但在解剖实践中，维萨里已经发现，盖伦对于人体的某些描述无法在真实解剖中体现。于是，他决定编写一套全新的解剖学教科书。1543年，七卷本《人体构造》正式出版。这本巨大的图集是人类历史上第一部以图文形式描述人体解剖学、介绍解剖方法的完整著作，被认为是现代解剖学的顶级之作。

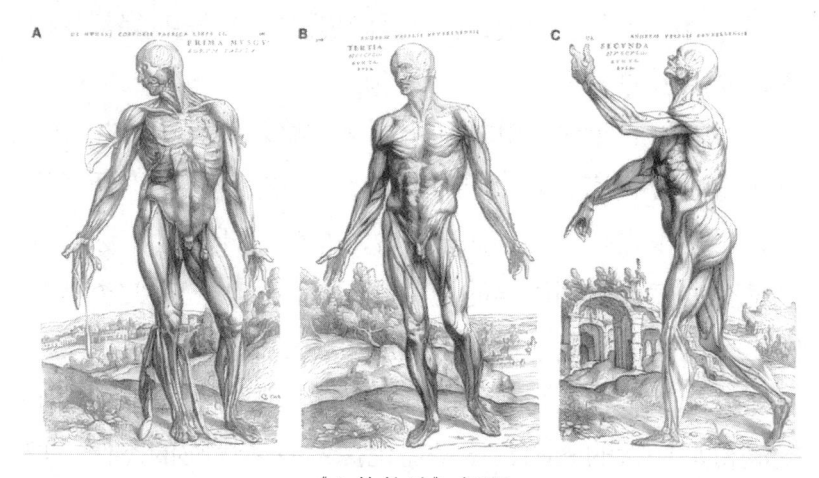

《人体构造》插图

　　1602年，来自英国的威廉·哈维获得帕多瓦大学的医学学位，并回到伦敦行医。哈维对研究人体生命运行规律的方法进行了深入的思考，把研究重心转到人体的心脏与血液。1628年，哈维发表了著作《论动物的心脏与血液运动的解剖学研究》，用明确的实验数据论证出人体血

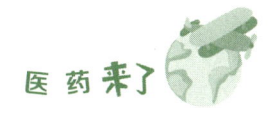

液以心脏为中心循环流动的结论。这是人类第一次清晰、准确地描述出人体动态生命活动的过程。今天我们对于人体运行规律的科学研究都始于哈维。

解剖学研究是需要尸体的，由于当时死刑犯是尸体解剖的唯一合法来源，因此可供解剖的尸体数量有限。在金钱的驱使下，1828年，来自爱尔兰的威廉·伯克和威廉·黑尔在自己开设的廉价旅馆中先后杀死了至少15人，并将这些人的尸体卖给了爱丁堡大学医学院。后来有人在旅馆内发现了受害者的尸体，事情败露，威廉·黑尔神秘失踪，而威廉·伯克则被处以当众绞刑，据说有超过25000名愤怒的群众观看了他的行刑过程。

今天，人类在医学上的进步可谓是一日千里，但这段由先驱开辟的通往真理的探索之路从未被人们遗忘，解剖课依然是学习医学的学子们在大学时期最基础、最重要的必修课程。

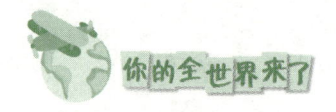

40 走向世界的中国针灸

针灸是针法和灸法的总称，是通过经络、腧穴的传导作用，以及应用一定的操作方法来治疗全身疾病的。在临床上，按中医的诊疗方法诊断出病因，再辨别出疾病的性质和类型，确定病变属哪一经脉，哪一脏腑，然后进行相应的配穴处方加以治疗。

针灸疗法由来已久。最初的针叫砭石，就是将石头磨成针形。到了铁器时代，针灸的针就改用铜制、铁制的细针，可以刺入肌肤之内。汉代时，以真金制成针，名为金针。

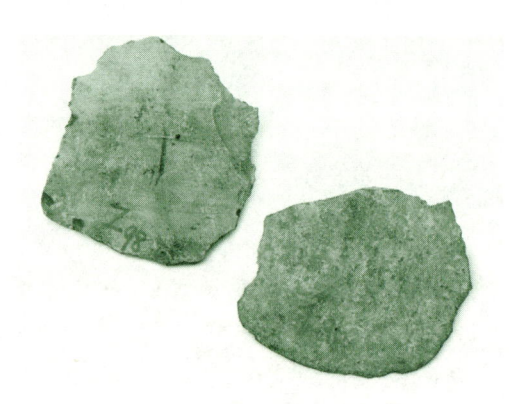

石器时代的砭石

关于针灸的著作很早就有，针灸疗法最早见于《黄帝内经》，书中详细描述了九针的形制，并大量记述了针灸的理论与技术。魏晋南北朝时期，有一本影响巨大的针灸专著叫《黄帝明堂经》。西晋时期，皇甫谧撰写了《针灸甲乙经》，其在序言中言明，该书是集《素问》《灵枢》和《明堂孔穴针灸治要》三书的精要内容。该书后来成为针灸学的标准文本和后世的重要参考书。

隋唐年间，甄权著有《针方》《针经抄》和《明堂人形图》等。其中，《明堂人形图》是孙思邈校订唐以前的针灸著作的主要依据。

在西方人眼中，一提"中医"就会想到针灸。尽管针灸和中医一样古老，但是在清末时，针灸已沦为手艺人的技艺。甚至在1936年南京国民政府首次颁布《中医条例》时，并没有把针灸列入行医资格认定标准中。

此外，针灸用针不仅仅包括我们现在所知的细针，确切地说，针具形状、大小多样，从粗针到或直或曲的手术刀不等。

提到针灸，有个人不得不提，那就是近代著名针灸学家承淡安先生，他为振兴针灸学作出了毕生贡献。1930年，承淡安在望亭成立了中国第一个针灸函授学校——中国针灸学研究社，并完成出版《中国针灸治疗学》一书。他在书中指出，针灸实际已从中国消失，现在应该振兴针灸。他提出的振兴方法和早期日本的针灸改革有许多共通之处，包括用西方解剖学为腧穴定位。1933年，他创办中国最早的针灸刊物《针灸杂志》。1934年，承淡安去日本考察，并在东京高等针灸学校学习。他利用西方解

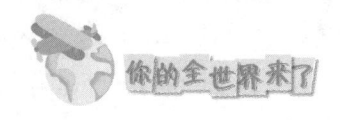

剖学和生理学知识来重新认识针灸原理,并总结出经脉是由西方医学里的神经、血管和淋巴管等构成的。到1937年5月,《中国针灸治疗学》一书已再版8次,该书被誉为"近百年来影响最大的针灸专著"。承淡安不仅强调针灸价值,拓展腧穴理论,研究经络本质,还改进了针刺手法,探究了艾灸机理,改良了针灸器具。

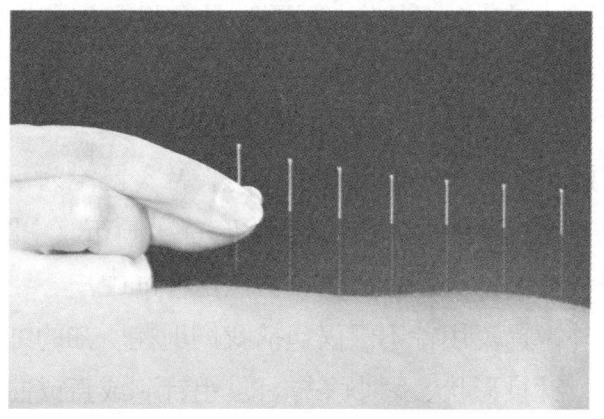

针灸

隋唐时,针灸先后传入韩国、日本,清代时传入法国、美国、英国等国家。如今,西方医学界已越来越多地了解和承认针灸的功效,针灸已成为中医药被世界接受的突破口。

41 民间疗法——拔罐

曾经，拔罐只是一种民间疗法，其以罐为工具，利用燃烧、挤压等方法排除罐内空气，造成负压，使罐吸附于体表特定部位或腧穴，产生刺激，形成局部充血或瘀血现象而达到防病治病、强身健体的目的。

火罐有竹制、玻璃制等多种，多与针刺配合使用，以提高治疗效果。拔火罐与针灸一样，也是一种物理疗法，而且拔火罐是物理疗法中最优秀的疗法之一。但直到新中国成立以后，在政府的重视下，拔罐才进入中医诊室。

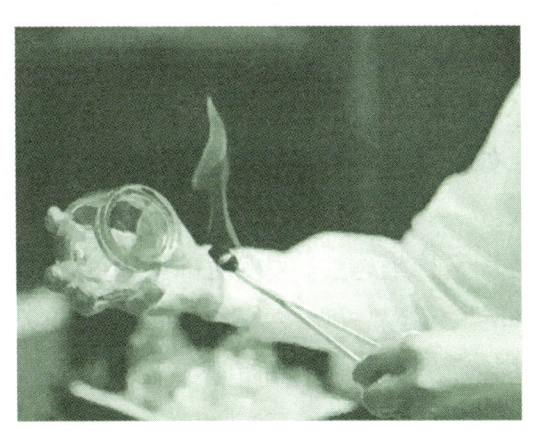

拔火罐

湖南长沙马王堆汉墓出土的帛书《五十二病方》中，就已经有了关于角法治病的记述。这里的角法就是用兽角

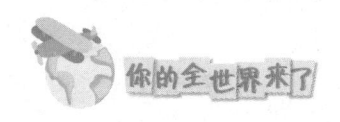

吸拔的意思。《五十二病方》是我国现存最古老的医学方书，大约成书于春秋战国时期，表明我国医家至少那个时候已经采用拔罐这一治疗方法了。

唐宋时期多用竹制罐，拔罐当时被称为"吸筒法""竹管疗法"等。后来，竹罐演变为陶罐，清代赵学敏的《本草纲目拾遗》中称其为"火罐"。

目前，拔罐的用具已经从竹罐、陶罐发展到玻璃罐、橡皮罐、塑料罐、铜罐、铁罐等。临床上玻璃罐和塑料罐应用最广，因操作简便、价格低廉而广受欢迎。

在操作方法上，拔罐有利用口吸、煮水排去空气的水罐法，也有利用火力排去空气的火罐法，还有用器械抽真空排去空气的抽气罐法等。在火罐的临床应用中，又以闪罐法、留罐法、走罐法等较常见。

闪罐法：适应于肌肉比较松弛或留罐有困难，以及局部皮肤麻木或功能减退的患者。其操作方法是将罐拔上后立即取下，如此反复吸拔多次，至皮肤潮红为度，所用的罐不宜过大。

留罐法：又称坐罐法，拔罐后将罐留置一定时间，一般为5~15分钟，罐大、吸拔力强的应适当减少留罐时间；夏季及肌肤较薄处，留罐时间也不宜过长，以免起水疱。

走罐法：又名推罐法、飞罐法，一般用于面积较大的背部、大腿等处。

另外还有药罐法，就是将配制好的药物装入布袋，扎紧袋口，放入清水中煮至适当浓度，再把竹罐放入药液内

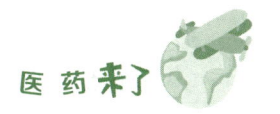

煮15分钟。使用时，将竹罐吸在治疗部位，多用于治疗风湿痛等病症。

身体的经络、穴位和五脏六腑相连通，所以通过外来的吸力，会刺激身体穴位，进而通过经络使得人体器官得到调理，让人气血畅通，从而达到缓解病症、强身健体的目的。拔罐疗法以负压吸拔人体穴位，不仅能够开腠理、散风寒，还有调节脏腑经络的作用，以鼓舞人体的正气，助于体内邪气的排出。

需要注意的是，拔罐虽好，但拔火罐之后，腠理疏松，在短时间内不宜洗澡，不可着凉，若不注意反倒容易诱发疾病。另外，拔罐的时间也不宜过长，否则皮肤会起水疱。

拔罐疗法在我国已有2000余年的历史，并已成为一种独特的治病方法。如今，拔罐疗法的治疗范围已突破了古代以吸拔脓血疮毒为主的界限，开始应用于其他病症。

你的全世界来了

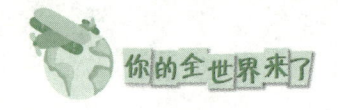

42 攻克癌症的双刃剑——化疗

恶性肿瘤就是人们通常所说的癌症,它是100多种相关疾病的统称。当身体内正常细胞发生癌变后,会不受控制地进行分裂,进而形成肿瘤。癌症是威胁人类健康的重大疾病之一,也是目前致死率较高的一类疾病。

在癌症的治疗过程中经常提到"化疗"。化疗即化学疗法,是指应用化学药物治疗肿瘤的方法。具体来说,就是通过口服、静脉注射等方法让化学药物在体内抑制或杀死肿瘤细胞的方法。

化疗在多种肿瘤治疗中占有重要地位,是公认的有效治疗方法之一。最先使用"化疗"这个名词的是保罗·埃利希,当时他是一个研究感染性疾病的血清研究所的所长。当时,有人试着用一种合成的砷化物来治疗寄生虫感染,但当埃利希试图重复这些结果时,发现机体产生了耐药性。于是他要求化学家试着合成多种不同的砷化物。

1905年,另一位德国科学家弗里茨·绍丁发现了引起梅毒的微生物,埃利希就用这些砷化物来试验,看砷化物对这种新微生物的作用如何。他高兴地发现,606号化合物效果明显,于是把这种化合物称为"洒尔氟散",并戏称它为"神奇的子弹"。1911年,洒尔氟散第一次用于梅毒的治疗。

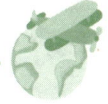

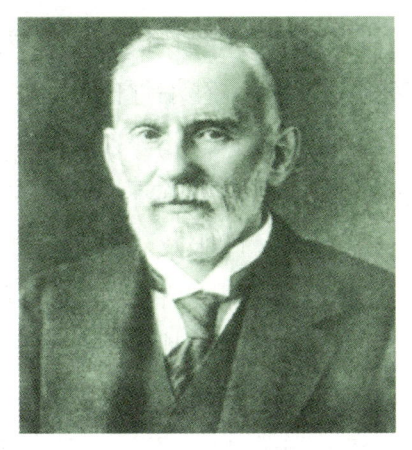

保罗·埃利希

从那以后,科学家们一直在寻找既能杀伤肿瘤细胞又不会对人体造成严重伤害的化学物质。在发现有效的化学物质之前,科学家们需要对几千种化学物质进行测试。

近些年来,随着各种抗癌新药的不断发现,以及联合用药和化疗方案的不断改进,化学疗法进展很快,已成为治疗肿瘤的主要手段之一。单用化学药物,可使10多种恶性肿瘤获得治愈机会,20种以上的恶性肿瘤得到缓解,明显延长患者生命或缓解症状。比如干扰素可以刺激人体自身的防御系统,杀死一些癌症细胞,可用于治疗某些类型的白血病,并能延缓一些肿瘤的发展。而且化学疗法具有全身治疗、消灭微小病灶、不需要昂贵设备、便于普及等优点。

由于癌细胞与正常细胞最大的不同之处在于快速地进行分裂和生长,所以抗癌药物的作用原理通常是通过干扰细胞的分裂来抑制细胞的生长,譬如抑制DNA复制或阻

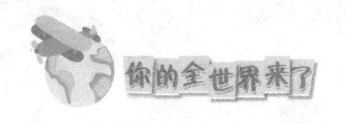

止染色体分离。多数的化疗药物没有专一性，所以会同时杀死正常组织细胞。因而，在治疗的同时，会产生一定的毒副作用。

　　脱发是化疗过程中最常见的不良反应之一。脱发与用药剂量及用药途径有关。口服及一般剂量用药时，可导致毛发变稀、枯黄，甚至脱落。由于发根部毛囊没有被破坏，在化疗结束后，头发通常都可以重新长出，而且可能长得比治疗前更粗更茂密。当然，在化疗时，也可以辅之以养血、补气、滋补肝肾的中药以及具有该功效的食品，这样有利于保护毛发。

　　国际抗癌联盟认为，1/3的癌症是可以预防的，1/3的癌症如能早期诊断是可以治愈的，1/3的癌症可以减轻痛苦，延长生命。相信，随着时代的发展，科技的进步，终有一天人类能攻克癌症。

43 医学上的一些象征符号

就医者走进医院前,首先映入眼帘的是医院大楼上悬挂的醒目标牌,它由4颗红心围绕着白十字的图案组成。它源于100多年前发生的一起妇科医疗事件。

当时,美国基督教长老会一位女传教士来到北京,她曾见一产妇因为难产,接生婆便在孩子露出来的脚上穿上一只鞋,认为这样孩子就可以自己走出来了,结果母子二人都失去了生命。她看到了这里接产的落后以及迷信思想给妇女儿童造成的伤害,决定回国募捐资金。几年后她回到北京建立了中国第一所女子医院,她把一个"红十字"挂在医院门口,这就是今天的北京市第六医院。

此后,我国的医疗机构多用"红十字"作为标志。但是,这在国际上是不允许的,因为《日内瓦公约》明确规定,"红十字"是人道主义救助标志,具有国际法效力,其他医疗机构不允许使用这个标志。原先通过的《日内瓦公约》也改称为《万国红十字公约》。

我国医院的标志为了不和"红十字"冲突,改为由4颗红心围绕着白十字组成。白十字代表医院、病人,表明"以病人为中心"的医疗宗旨。围绕白十字的4颗红心,分别代表医务人员对病人的爱心、耐心、细心和责任心。

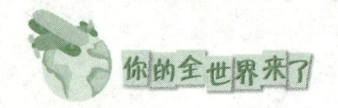

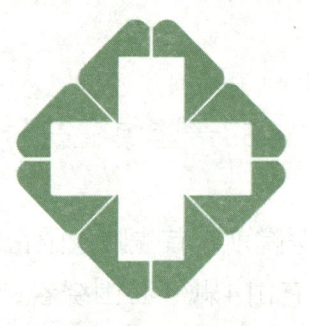

中国医院的标志

其实，早在古希腊时期，人们就已经认识到了代表特定意义的"符号"。比如，如果签约的双方达成一致意见，人们就把一块小木板分成两半，双方各执一半，作为对协约的证明与认可，在需要的时候，双方出示各自的部分，合二为一。这种具体的识别标记逐渐成为今天各种象征符号的开端。

世界艾滋病日的标志是红丝带，它像一条纽带，将世界人民紧紧联系在一起，共同抗击艾滋病。1981年，美国发现首例艾滋病病例。1991年，以纽约画家帕特里克和摄影家艾伦为首的15名艺术家成立了一个名为"视觉艾滋病"的组织，以示对艾滋病患者的同情。当时正值海湾战争，美国许多小镇的居民喜欢悬挂或佩戴红丝带来表达对远在海湾地区的士兵的支持，艺术家们就用红丝带来默默悼念身边死于艾滋病的朋友们。

也是1991年，美国百老汇举行"托尼奖"的颁奖仪式，这个奖是大型戏剧、音乐剧的最高奖项。"视觉艾滋病"的艺术家们制作了3000个红丝带，散发给出席活动

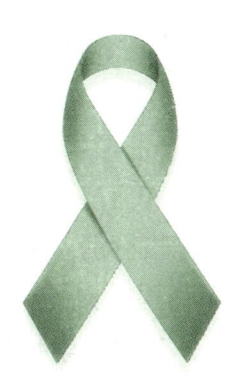

世界艾滋病日的标志——红丝带

的明星和现场的观众，呼吁大家关注艾滋病患者。这一举动很快得到在场所有人的响应，在此后几年的"托尼奖"颁奖仪式上，所有明星都佩戴红丝带。

后来，在每届世界艾滋病大会上，艾滋病病毒感染者和艾滋病病人会将一条长长的红丝带抛向会场的上空，支持者将它剪成小段，并用别针将折叠好的丝带别在胸前。自此，红丝带成为艾滋病防治的象征，表达着人们对艾滋病感染者和病人的关心与支持，以及对生命的热爱、对和平的渴望。

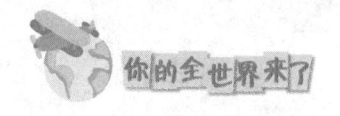

44 缠绕在高脚杯上的蛇——医学标志

在十二生肖中，蛇有些特别。说它特别，是因为蛇属于冷血动物。在原始部落里，以蛇为图腾的氏族很普遍。而且在一切动物崇拜里，对蛇的崇拜最为广泛，大多数原始氏族的宗教信仰中，蛇曾经占据着非常特殊的地位。

传说中的汉族祖先有不少是蛇的化身。《山海经》中有共工氏"蛇身朱发"之说。伏羲部落中有飞龙氏、潜龙氏、居龙氏、降龙氏、土龙氏、水龙氏、赤龙氏、青龙氏、白龙氏、黑龙氏、黄龙氏等氏族，它们可能是以蛇为图腾的氏族。我国传说中的龙，可能就是蛇的神化。

今天，在欧洲许多城市建筑物上，常常可以见到这样一个奇特的标记：一条蛇缠绕在一只高脚杯上。这就是欧洲药店的标志。蛇象征着具有救护人类的能力，高脚杯则代表人类收集蛇毒的工具。

那么医药和蛇是如何关联起来的呢？早在几千年前，人类就知道毒蛇的药用价值，并有目的地收集蛇毒，提炼成药，用于治病救人。蛇蜕皮向来被人们认为是恢复和更新的过程。蛇蜕皮作为一种标志，象征着医疗工作的双重属性，即生与死、疾病与健康的结合。

医 药 来了

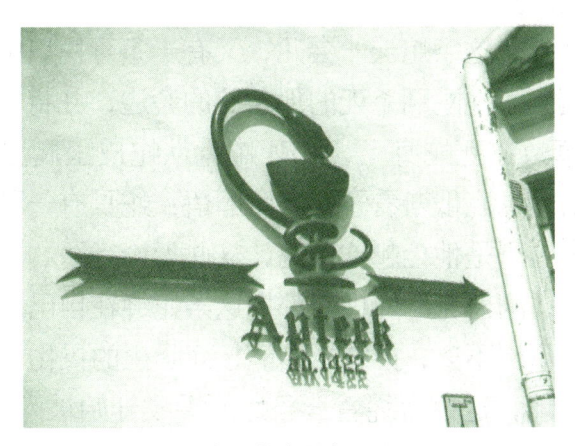

欧洲药店的标志

世界上许多地方把蛇杖作为医学的标志。蛇杖有双蛇杖和单蛇杖两大系统,传统看法多认为单蛇杖才是正统的医学标志。

传说蛇与权杖是为了纪念阿斯克勒庇俄斯这位伟大的神医。阿斯克勒庇俄斯经常冒着生命危险采食植物,辨尝各类药物,总结各类治疗疾病的经验。他医德高尚,技术精湛,让一些濒临死亡的病人重新找回了生命。他在受到人们的敬仰与膜拜的同时也受到了众神之王——宙斯的妒忌。宙斯担忧阿斯克勒庇俄斯渊博的医学知识会使所有人长生不死,便以雷电将其击杀。事后宙斯后悔,又让阿斯克勒庇俄斯复生,并封他为"医神",让他继续为人类治病。

从此,作为承担治病救人使命的医神,阿斯克勒庇俄斯的能力得到了充分的发挥。一次,他正在为病人诊治,苦于没有办法,这时一条毒蛇爬到了他经常使用的手杖

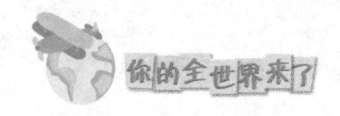

上，他杀死了这条蛇。一会儿，又有一条毒蛇口中衔着一棵草，爬到了他刚刚杀死的那条蛇的旁边，并将口里衔着的那棵草敷在死蛇身上，那死蛇竟从蛇皮里爬出来复活了。阿斯克勒庇俄斯看了，有所醒悟：蛇具有一种神秘的疗伤能力。于是他捡起这条蛇，从此无论行医、采药，甚至休息时，阿斯克勒庇俄斯都把这条蛇缠在自己的身上或手杖上，形影不离，把它当作能起死回生的灵物。

渐渐地，这根盘绕着一条蛇的手杖开始被人们神化，成了医神的标志，也成了从医者的标志。

世界卫生组织会徽就是由一根蛇盘绕的权杖所覆盖的联合国标志组成。世界通用的急救服务标志——蓝色生命之星和中华医学会、中国急救等的标志中也都包含蛇杖。可见蛇杖作为医学的象征，已得到了人们的广泛认可。

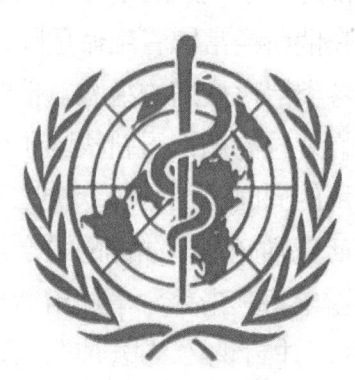

世界卫生组织会徽

45 体温计的前世今生

现代生活中，人们对各式各样的体温计早已司空见惯。然而，一个看似不起眼的体温计，却经过了科学家们几百年的研究与改进，凝聚着人类的智慧与心血。

古时候没有体温计，医生判定病人是否发热，没有可量化手段，只能靠丰富的经验来判断。

最早的温度计出现于1593年，由著名的意大利科学家伽利略发明。而最早的体温计，则于1612年（一说1600年）出自伽利略的朋友、意大利帕多瓦大学医学教授桑克托留斯之手。

伽利略首先发明了一种利用空气热胀冷缩原理的气体温度计，其设计很简单：一根细长的玻璃管，一端开口，另一端为一个大的玻璃泡。使用时，先用手把玻璃泡捂热，然后让玻璃泡一端朝上，将玻璃管竖直插入水中，这便形成了一个简单的气体温度计。当外界空气温度上升或下降时，玻璃管中的水柱就会下降或上升。不过这种温度计受气泡内空气温度以及外界气压的影响，误差比较大。

受伽利略的启发，桑克托留斯发明了一种蛇形气体温度计，上端的玻璃泡可以放入病人口中，下方水柱可查看病人体温的变化。这是世界上最早的体温计。

1632年，法国医生让·莱伊首次把伽利略的温度计

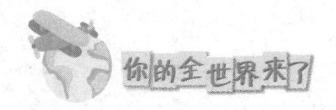

颠倒过来，让玻璃泡朝下，向里面注满水，以水为测温物质，温度通过玻璃管中的水柱体现。但这种温度计玻璃管的上方是开放式的，因此会受到水蒸发的影响。

后来，佛罗伦萨西芒托学院的创建人和他的团队试验了多种液体，发现酒精的热膨胀效果比较明显，同时他们把玻璃管的上端熔化封闭，这样就制成了世界上第一支不受外界气压影响的温度计。

1714年，德国科学家华伦海特制成了水银温度计。水银温度计和酒精温度计各有千秋。水银的沸点为357℃，可以测量较高的温度，但由于其凝固点为 −39℃，故不能测比之更低的温度。酒精的凝固点为 −117℃，与水银温度计相反，酒精温度计不能测量较高的温度，因为酒精的沸点是78℃。

华伦海特不但发明了水银温度计，更重要的是创立了华氏温标。

目前全世界应用最广泛的温标系统是瑞典人摄尔修斯确立的，这种温标将标准大气压下水的冰点和沸点之间的范围划分为100度，但当时他采取的是冰点为100度，沸点为0度的方案，这样可以避免低温为负数的结果。

1745年，摄尔修斯去世后的第二年，他的同事、瑞典植物学家林奈把冰点与沸点的度数颠倒过来，这便是我们现在使用的摄氏温标。这种百分温标的创始者是摄尔修斯，为了纪念他，人们把摄氏温标的单位记作℃。此后，人们还发明了绝对温标，单位为K。

医药来了

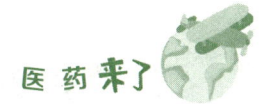

随着科学技术的发展，今天的体温计多种多样，有接触式与非接触式两类，指示刻度也有直线式和指针式，而且制作材料和款式丰富多样。

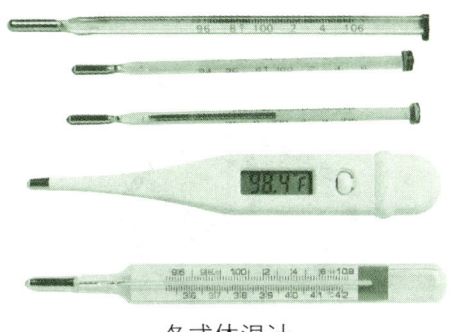

各式体温计

体温计的发明，离不开科学家的善于观察、勤于思索和反复实验。在生活中，我们也要养成善于观察的习惯，遇事多问为什么，也许下一个发明家就是自己。

46 听诊器

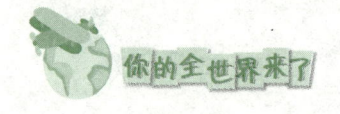

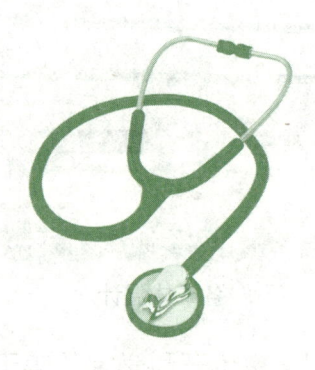

现代听诊器

去医院看病时,医生常会拿着听诊器放在病人的胸前判断病情。可以说,听诊器是医生最常用的诊断用具,也是医生的一个标志。

听诊器发展到今天,经过了很多次的改进,成为常见的医疗器械之一。

最初,医生是用耳朵直接贴在病人的胸部来诊断病情的。可是有一次,这种看病的方法受到了抵制。那是因为得病的是一位法国的贵族小姐,她派人请著名医生雷纳克为其治病。雷纳克在客厅里见到了这位小姐,小姐捂着胸口诉说病情后,雷纳克医生怀疑她染上了心脏病。要想诊断无误,最好是听心音。当时的医生都是隔着一条毛巾用耳朵直接贴在病人身体的适当部位来诊断疾病的,而这位

医药来了

病人是位年轻的贵族小姐，这种方法明显不合适。

雷纳克医生在客厅一边踱步，一边想着新的方法。走着走着，雷纳克医生的脑海里突然浮现出前几天他遇到的一件事情——在巴黎的一条街道旁，堆放着一堆修理房子用的木材，几个孩子在木料堆上玩，其中一个孩子用一颗大钉敲击一根木料的一端，其他孩子将耳朵贴在木料的另一端来听声音。那个孩子敲一敲，问："听到什么声音了？""听到了有趣的声音了吗？"雷纳克很好奇，便走过去，加入玩耍的行列，认真听孩子们用铁钉敲击木料的声音。

想到这些，雷纳克灵机一动，马上叫人找来一张厚纸，将纸紧紧地卷成一个圆筒，一头按在小姐的心脏部位，另一头贴在自己的耳朵上。果然，小姐心脏跳动的声音连同其中轻微的杂音都被雷纳克医生听得一清二楚。

他高兴极了，告诉小姐病情已经确诊，并且一会儿就可以开好药方。雷纳克医生回到家后，马上找人专门制作了一根空心木管，长30厘米，直径0.5厘米。为了便于携带，雷纳克将木管从中剖分为两段，并通过螺纹连接，这就是第一个听诊器。它与现在产科用来听胎儿心音的单耳式木制听诊器很相似。因为这种听诊器样子很像笛子，所以被称为"医生之笛"。后来，雷纳克医生又做了许多试验，最后确定用喇叭形的象牙管接上橡皮管做成的单耳听诊器效果更好。

单耳听诊器诞生于1814年，由于听诊器的发明，使

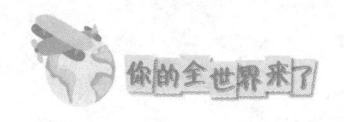

得雷纳克医生能诊断出许多不同的胸腔疾病，故他也被后人尊为"胸腔医学之父"。

1840年，英国医师乔治·菲力普·卡门改良了雷纳克设计的单耳听诊器。卡门认为，双耳能更准确地诊断。他发明的听诊器是将两个耳栓用两条可弯曲的橡皮管连接到与身体接触的听筒上，听筒是一个中空镜状的圆锥。卡门的听诊器有助于医生听诊静脉、动脉、心、肺、肠等内部的声音，甚至可以听到母体内胎儿的心音。

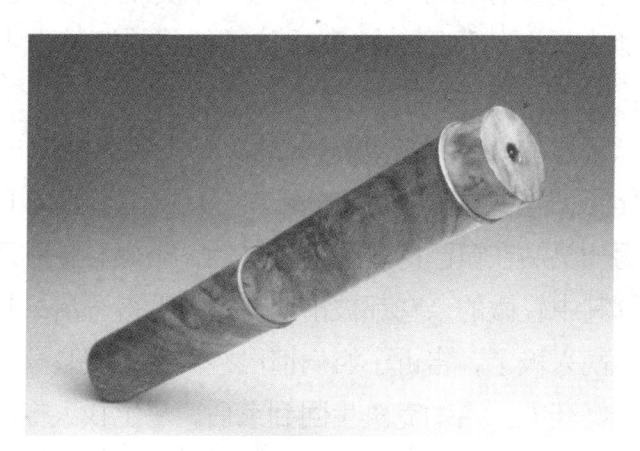

雷纳克单耳听诊器

近年来又有电子听诊器问世，它能放大声音，并能使一组医生同时听到患者体内的声音，还能记录心脏杂音，并与正常的心音进行比较。

47 为新药研发作出贡献的实验动物

用在患者身上的药,需要经过多个阶段的研发和实验。这一点可能许多人不太了解,其实这个过程是十分复杂的。

这里我们要说的是那些被用来做实验的动物。

一种新药的研制,在国家批准生产以前,要先做动物试验,再做人体试验。就算批准生产了,每一批药出厂之前,还要经过实验动物的检验。

实验动物是指经人工饲养、繁育,对其携带的微生物及寄生虫实行控制,遗传背景明确或者来源清楚的,应用于科学研究、教学、生产和检定以及其他科学实验的动物。根据对微生物和寄生虫的控制,实验动物一般分为普通级、清洁级、无特定病原体(SPF)级和无菌级。国际上使用最多的是SPF级实验动物,我国目前大量使用的是清洁级实验动物。

新药应用于临床前,首先在动物身上进行药物试验,包含药理试验和药物安全性试验两大类,主要包括主要药效学试验、一般药理试验,急性毒性试验、长期毒性试验,过敏性、溶血性和局部刺激性试验等。

而试验需要使用大量的动物,如大鼠、小鼠、豚鼠、家兔、猫、鸟类、犬、猪、羊、猴等。实验动物必须是活

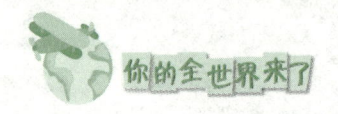

的，而且科研用的实验动物有非常严格的要求。譬如小白鼠，用得最多的是18~22克的，超过这个重量的一般就没人用了。

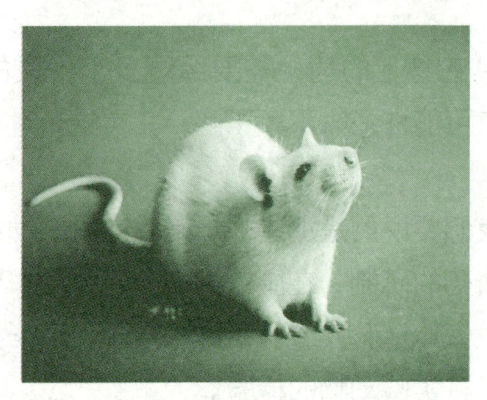

小白鼠

众所周知，一种新药在上市前一定要经过临床试验，这是在志愿者或患者身上开展的试验。而临床试验的成败决定了一个候选新药乃至背后药企的命运。那什么样的候选新药才能够被批准用于人体临床试验呢？答案很简单：安全！有效！这里的"安全有效"就来自动物试验的数据。

从这个角度讲，动物试验结果是审评机构是否允许制药企业开展人体临床试验的重要依据。据统计，仅有10%~15%的候选新药能够顺利完成临床试验并成功上市，大部分候选新药或因人体无效或因不安全而被淘汰。比如明尼苏达大学免疫学家发现，实验小鼠血液中记忆T细胞比野生小鼠要少很多，并且在许多组织中缺乏T细胞。实

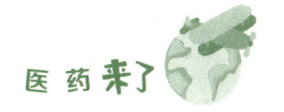

验小鼠的免疫系统好比刚出生的婴儿。换言之，许多候选新药对"婴儿期"人类所患疾病有效，可能对成年人就没有效果了。

实验动物在新药的研制中默默贡献着自己的力量，他们燃烧自己照亮我们前进的路，指引我们不断探索生命的奥秘。

每年的4月24日是"世界实验动物日"。"世界实验动物日"是由英国反活体解剖协会（NAVS）于1979年发起，旨在倡导科学、人道地开展动物实验，呼吁人类减少和停止非必需的动物实验，积极宣传使用动物实验的替代办法。

放眼整个人类生命科学发展史，动物实验是生命科学研究的重要组成部分。实验动物的献身加速了人类探索生命奥秘、揭示疾病机制的进程，为人类健康和科学发展作出了重要贡献。

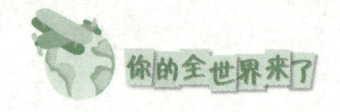

48 为什么要用动物做实验

科学家研究发现，人类与黑猩猩共享了 99% 的蛋白编码基因；人类大约有 25000 个基因在其他哺乳动物中也存在，比如小鼠；人类大约有一半的基因和无脊椎动物相似，比如蠕虫、果蝇。而其中的小鼠与人类遗传背景上的同源性非常高，基因组及生理构造相似率高达 99%。

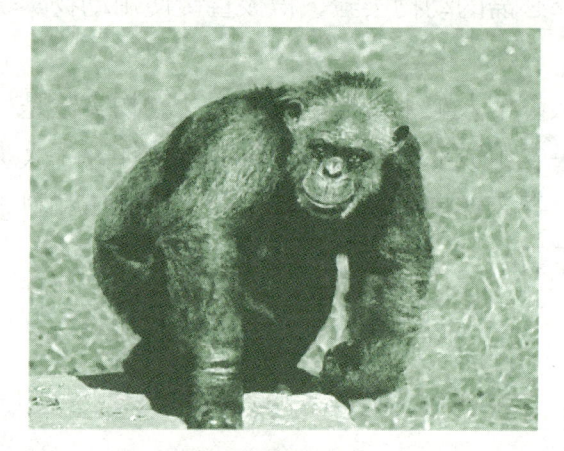

黑猩猩

小鼠体形小、性情温顺、易于控制、生长繁殖快，具有作为实验动物的先天优势。经过人工选育，小鼠在生物医学研究的各个领域，比如肿瘤学、传染性疾病、遗传学、老年病学、免疫学及药物评价和毒性试验等都得到了应用。

20多个诺贝尔生理学或医学奖，都得到过实验小鼠的"无私帮助"。

法国科学家巴斯德用绵羊证明炭疽病病原菌是有害的，进而发展了巴氏杀菌法。德国医学家埃米尔·阿道夫·冯·贝林用豚鼠来测试他关于白喉的理论，为人类免疫学的发展作出了巨大贡献。埃德加·道格拉斯·艾德里安用青蛙证明了大脑发送通信信号的方式。弗雷德里克·格兰特·班廷用狗和牛进行胰腺和胰岛素实验，为临床治疗糖尿病作出贡献。乔纳斯·索尔克用猴子分离脊髓灰质炎病毒并研制疫苗。还有多利羊的克隆……如果没有这些实验动物，人类的平均寿命无法从35岁延长至70岁甚至更长。

我们应该知道的几个著名的动物实验：

(1) 马儿汉斯

20世纪初，柏林一匹绰号为"聪明的汉斯"的马的公开表演引起了动物心理学界的轰动。它能够进行简单的算术和报时，并用蹄子来选择对应的字母，而且还有更多令人惊讶的才能，比如从画作或是旋律中识别它们的作者。德国教育委员会对此进行了长达18个月的调查，然而没有发现任何欺诈的证据。

(2) 巴甫洛夫的狗

著名俄国生理学家巴甫洛夫每次给狗送食物时亮起红灯、开启响铃。经过一段时间后，铃声一响或红灯一亮，狗就开始分泌唾液。由此提出了著名的条件反射理论。

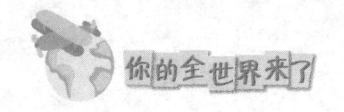

（3）加尔瓦尼的青蛙

1786年，意大利解剖学家路易吉·加尔瓦尼在实验室解剖青蛙，用刀尖碰触蛙腿上外露的神经时，蛙腿剧烈地痉挛，同时出现电火花。经过反复实验，加尔瓦尼最终发现了生物电。

（4）哈维的实验动物

英国医学与生理学家威廉·哈维，通过蛇、羊、猪等动物，研究爬行动物和哺乳动物濒死时心脏跳动变慢这一现象，他领悟了心脏的收缩规律，并推断出心脏会泵出血液，而血液在流经全身之后，又会沿着一条回路流回心脏。他还在志愿者身上做了试验，如暂时阻断四肢的血液进出等。1628年，哈维撰写的《心血运动论》一书出版，书中完整地阐述了自己的血液循环理论。

动物实验遍布诸多领域，平时用的药、接种的疫苗、涂抹的化妆品等，都需要经过动物实验来验证。可以说，我们每一个人都在享受着动物实验带来的福利。

49 保健品常识

提到保健品，人们往往会想到某个画面：每当过年过节，许多老人会收到晚辈或朋友送来的保健食品和营养品。这些保健食品和营养品多具有补钙、维生素、微量元素、植物蛋白等功效，目的是保肝、护肤、养颜、延年益寿等。

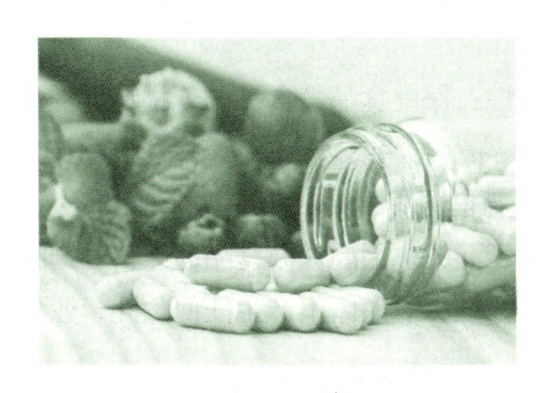

那么，保健食品、营养品是不是我们每个人都需要呢？其实，延缓衰老的功能食品，主要适用于中老年人；调节血脂的保健食品，则适用于高血脂人群……从中可以看出，保健食品、营养品并不是人人都适用，特殊情况下还应明确禁用人群。

在使用保健食品和营养品时要明确其适用人群和适用范围，不能随便服用。我们在选择时应慎之又慎，在服用时应注意适可而止。常言道"过犹不及"！

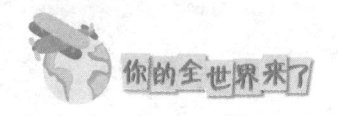

比如，我们都知道，蛋白质是人们生活中最为重要的营养素之一。从机体生长发育到受损组织的修复，从保持人的生命力到延缓衰老、延年益寿都离不开蛋白质。目前市场上的许多保健食品就属于蛋白质类。蛋白质有这么多好处，那么是否可以说，任何人都需要补充蛋白质呢？显然不是，肾功能不全的患者需要严格限制蛋白质的摄入量，而普通人群蛋白质的摄入量也有限制，过量就可能出现高尿素氮血症、代谢性酸中毒和渗透性尿量增加等。

一般来说，保健食品具有食品属性、功能属性和非药品属性。

食品属性：保健食品是食品的一种特殊类型，它的组成成分以食品为主，或以食品为载体，适当加入一些安全、无毒、药食两用之品或某些功能性成分，配方合理，并经科学加工而成。因而保健食品的原料和产品都必须符合食品卫生标准，对人体不产生任何急性、亚急性和慢性危害。

功能属性：既然是保健食品，那就应该具有保健功能。也就是说，保健食品确实具有某些明显和稳定的保健作用，即在调节免疫、延缓衰老、促进生长发育、增强智力、对抗疲劳、减肥、保护心血管系统、抗辐射、抗癌、抗突变等某个或某几个方面具有功效。

非药品属性：保健食品不以治疗疾病为目的，不能代替药物或某些治疗措施，不能作为治疗用药。我们知道，药品在用于疾病的诊断和治疗时，有可靠的疗效和严格的适用症，同时还可能具有一定的不良反应和副作用。因此药品必须经过严格的药理、病理和毒理试验以及临床试验后才能批准生产、使用。但保健食品和药品不同，它是普通食品经过特殊加工，或增补某些药食两用之品（或功能性成分），使其具有某些特殊保健功能，适用于某些生理功能减弱或有特殊需要的人群。绝大多数的保健食品仅要求经过动物试验，只有少数保健食品需经过人体试验。

国家明确规定，保健食品不准用于疾病的诊断和治疗，没有药物预防、治疗和诊断疾病的作用，不能代替药物。保健食品外包装上必须有明确的标志。

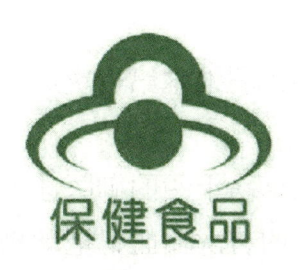

保健食品的标志

50 世界献血者日

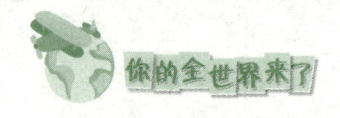

我们在读古代神话故事时，会发现我们的祖先已经懂得血就是生命的道理。他们在猎杀或宰杀动物后，会把动物身上的鲜血喝掉；在战斗中，还会吮吸被自己杀死的对手的温热鲜血。这是对血的崇拜，他们相信，这样做可以汲取力量和勇气。

1492年，一个犹太医生给一个因中风而生命垂危的病人喝男童的血，但没有救活这个病人。这是第一次，人们把血用于救护。

1665年，英国人罗维尔第一次成功地实施了动物间输血。

1667年，法国路易十四的御医让·巴蒂斯特·德尼实施了人类历史上的首次输血，把动物血液输送到人体中，这次尝试也成功了。但是，这样的手术大多会引起人的器官功能紊乱，动物血在人体中会遇到强大的抵抗力。

1825年，英国医生詹姆斯·布伦德尔为一个大出血的产妇进行了人体输血，尽管输血成功，但后来这样的尝试并没有很多。

20世纪初，奥地利医生卡尔·兰德斯坦纳发现了输血血型不同所造成的凝集反应，并对输血血型、防止凝血等问题进行了认真、系统的研究。1921年，德国人厄来克发明了生物性预试法，还提出了验血、从血库取血等措施，从而避免了输血的危险性。

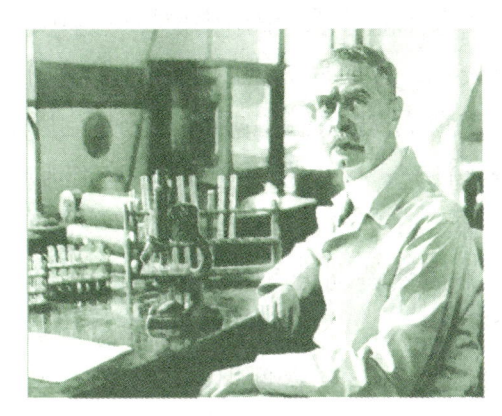

卡尔·兰德斯坦纳

1921年，世界卫生组织正式向全球推广使用A、B、O、AB四种血型，这也就是传统的ABO血型系统。

1940年，兰德斯坦纳和韦纳又发现了Rh血型。

生命离不开血液，随着血型的发现和临床用血的激增，输血作为抢救危重病人的一种特殊医疗措施已被公众所认同。

目前，人造血液尚不能完全代替人体血液，临床用血还需靠健康人捐献。《中华人民共和国献血法》规定，实行无偿献血制度，制止买血卖血行为，保证医疗用血的质量。一般献血者年龄应在18到55周岁之间。除了年龄以外，对献血者体重也有要求，成年男性体重低于50 kg者不能献血，成年女性体重低于45 kg者也不能献血。另外，血压不正常，乙肝表面抗原、丙肝抗体、梅毒抗体、艾滋

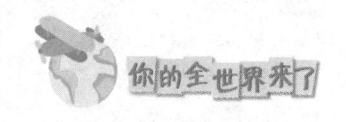

病抗体阳性者也不能献血。每人每次的献血量为200~400毫升，占人体总血量的5%~10%。科学证明，健康人一次失血10%，在身体能够承受的范围内，不会引起不适。

有专家表示，献血后失去的水分和无机物，一到两个小时就能补充到位；血浆蛋白质大部分是由肝脏合成，一两天即可得到补充；血小板、白细胞和红细胞也会很快恢复至原来水平。只要按规定科学献血对身体不会有影响，而且献血后不需要特别进补，只要保证正常饮食，不挑食、不偏食即可。

6月14日是卡尔·兰德斯坦纳的生日，人们把这一天规定为"世界献血者日"。2004年第一个世界献血者日的主题是"血液，生命的礼物。感谢您"。

51 医疗机器人

大家平时在图书馆、商场都有可能接触到机器人。它们可以模仿人的某些活动,和大家进行交流或给孩子们带来游戏的快乐等。

机器人的本质功能是代替人类工作以及扩展人类能力,既可以接受人类指挥,也可以运行预先编排好的程序,还可以根据人工智能技术完成任务。

而医疗机器人,不用说,是指被应用于诊断治疗、康复护理和功能辅助等诸多医学领域的机器人。医疗机器人就是一种特殊的医疗器械,它的材料选择和结构设计必须以便于消毒灭菌为前提,必须安全可靠无辐射。

你可能以为这是未来的事情,其实,医疗机器人在某些国家和地区早已出现。它的技术集医学、机械学、材料学、计算机图形学、人工智能等诸多学科为一体,它的出现源于社会的发展和需求。

随着社会的进步,人们对于自身疾病和卫生健康给予了越来越多的关注,对医疗技术和手段提出了更高的要求。另外,在临床上对于疾病的诊治,除医生能力外,还要尽量减少患者的痛苦。这些都在推动医疗机器人的发展,特别是人口老龄化加快使医疗机器人的需求不断增加。

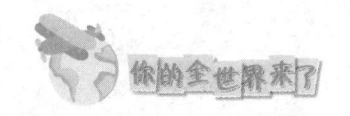

医疗机器人从功能上主要分为四类，分别为手术机器人、康复机器人、辅助机器人和医疗服务机器人，其中根据其应用领域的不同，每一类型中又包括多种机器人。如智能导诊机器人将人工智能与物联网技术结合，通过自主导航、精准定位、人脸识别、人机交互等技术，利用医疗信息共享系统进行智能导诊，使患者得到智能就医的体验。

消毒机器人可通过自主导航到达目的地，并利用AI环境识别技术，智能计算不同环境下消毒所需剂量和时间，并根据目标空间的空气质量全智能化消毒，与人力相比可提升30%以上的效率，而且可实现消毒工作的信息化以及消毒过程的追溯管理。在高危环境下，消毒机器人可做到人机分离操作，减少人员接触。

送药机器人在医院的日常事务中同样发挥着重要的辅助作用。医护人员在手术室内下单，药房收到信息后备好药品，通过身份确认将所需药品交与送药机器人，再通过其自动定位以及自助避障功能送达药品，医护人员通过多种身份识别方式取货，最后机器人自动归位充电。

手术机器人在医疗机器人中应用最广。它有灵活的机械手臂，可以轻松完成多种精细动作，如病灶切除、缝合组织等。传统开刀手术有诸多的限制和不足，如细微结构难以看清，手术视野受限，操作不够精细，人手存在自然颤抖、不稳定等，手术机器人可以完美解决这些问题。

医药来了

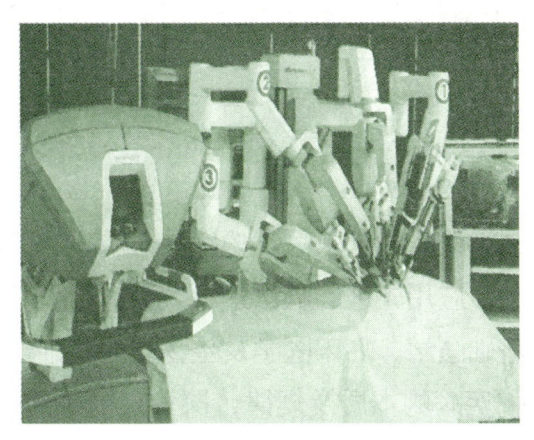

手术机器人

远程医疗机器人也是未来基于信息技术的发展，有更大发挥空间的一类医疗辅助机器人，它的功能包括病房巡视、远程问诊，并可搭配超声扫描仪、血压检测仪等进行智能检查，还可以满足行动不便患者或老年群体对医护的需求。

相信随着社会的发展和科技的进步，越来越智能化的医疗机器人将在医疗行业得到应用，更好地服务于医护人员和患者。

52 智能医学

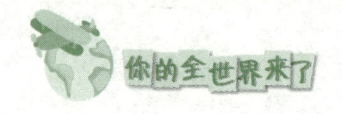

智能医学代表着未来医学的发展方向，它以现代科学理论为基础，应用先进的脑认知、大数据、人工智能等技术，结合基础医学、临床医学及生物学的基础理论，挖掘人的生命和疾病的本质及规律，探索人机协同的智能化。随着人工智能医学机器人、脑认知、健康大数据、智能材料等相关技术的结合日趋紧密，以智能健康、智能医院、智能诊断、智能医疗、智能防控为代表的智能医学体系，正在成为创新驱动卫生与健康事业发展的先导力量。

智能医学的范畴包括：一是智能医学设备，医学影像设备、分子诊断仪器、精准治疗仪器、智能手术设备等；二是智能医学技术，比如远程医疗、精准医学、神经工程、康复工程、药械结合等；三是智能医学材料，比如智能诊疗材料、柔性可穿戴材料、智能组织材料等。例如，肺的CT检查，普通医生肉眼很难识别的微小病灶，人工智能解析图像仅需要5秒，而且能清晰准确地标记出来，保证全天候、高效率地连续工作不出差错。

2019年，福建的外科医生通过远程操纵机械臂成功实施了实验动物的肝脏切除手术，验证了5G通信在智能医学领域的巨大应用潜力，实现了世界上第一例5G远程手术。运用5G技术还可以实现VR或AR导航手术，从而

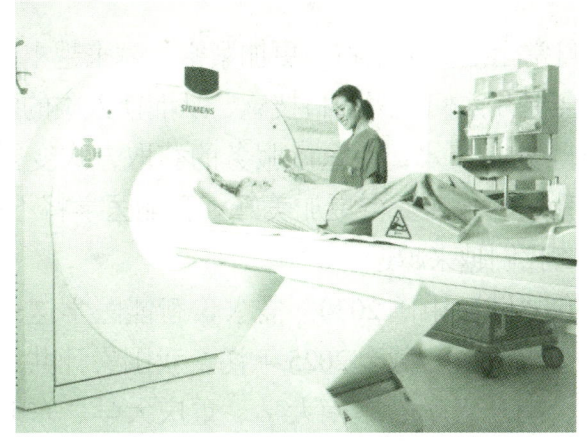

CT检查

能够在手术前对手术方案进行科学设计，对手术可能造成的损伤进行精确判断，对手术疗效与患者康复情况进行综合评价等。

智能医学有以下几大特点：

第一，机器与智慧融合，人机协同智能响应。

第二，跨学科、跨领域、跨业态高度交叉。

第三，多层次、多角度、多样化快速发展。

第四，内涵、外延及周边领域高度相互渗透。

第五，各种新概念、新理念、新范式层出不穷。

从基础到临床，从单一到综合，从局部到体系，智能医学都将得到广泛应用，最终推动人类生活的变革。

智能医学是一个新的学科，其临床应用将是未来医学发展的主要趋势，也是我国卫生健康发展规划、基层医疗单位发展的迫切需求。随着社会和科技的进步，智能医学

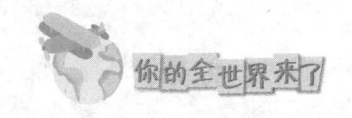

与我们日常生活的关系将会更加紧密,越来越丰富的智能元素将会提升人们就医的科技感,从而使人类的疾病诊疗技术变得更加高效,使医疗服务的获取方式变得更加便捷,使我们的生活变得更加美好。智能医学将不再神秘,并且会离我们越来越近。

面向"健康中国2030"需求,智能医学这一新兴学科正在逐步成形。截至2025年初,我国累计共有包括天津大学、南开大学、东南大学、重庆大学、东北大学等75所高等院校开设了智能医学相关专业,着眼培养兼具医学背景、智能技术和临床实践能力的现代医学复合型人才,为我国未来健康医疗水平的提升奠定人才基础。